A atuação do farmacêutico na saúde mental
Uma abordagem clinica
Por Bruno Rogério Ferreira

Dados Internacionais de Catalogação na Publicação (CIP)
(eDOC BRASIL, Belo Horizonte/MG)

F383a Ferreira, Bruno Rogério.
       A atuação do Farmacêutico na Saúde Mental: Uma abordagem Clínica / Bruno Rogério Ferreira. – São Paulo, SP: Ed. do Autor, 2024.
       190 p. : 15,24 x 22,86 cm

       Inclui bibliografia
       ISBN 979-83-01316-01-2

       1. Farmácia clínica. 2. Saúde mental. 3. Transtornos mentais. I. Título.
                                                              CDD 362.20

Elaborado por Maurício Amormino Júnior – CRB6/2422

ÍNDICE

1. Introdução
2. A Saúde Mental e o Papel do Farmacêutico
3. Legislação e Práticas Regulatórias
4. Princípios da Abordagem Clínica
5. Medicamentos Psicoprotótipos
6. Monitoramento e Acompanhamento do Tratamento
7. Estratégias de Educação em Saúde
8. Psicofarmacologia Colaborativa
9. Inovações e Tecnologias na Farmácia da Saúde Mental
10. Desafios na Atuação do Farmacêutico na Saúde Mental
11. Estudos de Caso
12. Encerramento

Seja muito bem-vindo a esta jornada apaixonante e transformadora que começamos juntos em "A atuação do farmacêutico na saúde mental". Quero te agradecer, de coração, por escolher este livro como uma fonte de aprendizado e reflexão. Neste espaço, não vamos apenas explorar o papel fundamental que o farmacêutico desempenha na promoção e no cuidado da saúde mental, mas também vamos aprofundar conversas essenciais que podem, de fato, mudar vidas—tanto a sua quanto a de tantas pessoas ao seu redor.

Ao iniciar essa leitura, convido você a refletir sobre o que significa a saúde mental. No cerne da questão, entendemos que a saúde mental é muito mais do que a mera ausência de transtornos. É um estado de bem-estar integral, onde cada um de nós é capaz de enfrentar os desafios cotidianos, se relacionar de forma saudável e contribuir de modo significativo para a sociedade. A saúde mental é, sem dúvida, um pilar essencial da qualidade de vida.

Neste primeiro capítulo, temos o prazer de contextualizar essa temática tão vasta e rica. Vamos conversar sobre como a saúde mental foi compreendida ao longo da história, tanto aqui no Brasil quanto no restante do mundo. Vamos nos deparar com números e dados que, em sua frieza estatística, falam de uma calorosa realidade que insiste em nos demandar atenção. Os transtornos mentais, infelizmente, permeiam muitos lares e afetam um número crescente de pessoas, revelando a urgência de abordagens efetivas e humanizadas.

Mas nosso foco não está apenas em problematizar—nós sabemos que juntos somos agentes de mudança. O farmacêutico, uma figura tantas vezes subestimada, tem um papel central nesse cenário. Não se trata apenas de fornecer medicamentos, mas de se tornar um pilar de suporte, um acolhedor, um interlocutor. Debateremos a formação acadêmica e as competências que tornam a atuação do farmacêutico tão particular e essencial no campo da saúde mental. A multidisciplinaridade e a colaboração com outros profissionais da saúde não são apenas importantes, são imprescindíveis. Nessa troca, aprendemos e temos a chance de oferecer intervenções que vão além do esperado, beneficiando aqueles que mais precisam do cuidado.

Por meio deste livro, espero estimular em você, caro leitor, uma reflexão profunda sobre sua prática e suas experiências na área da saúde mental. A saúde mental é uma questão que pertence a todos nós, e a responsabilidade que temos, enquanto profissionais, é imensa. Convido você a se questionar ao longo dos capítulos— como você pode fazer a diferença? Quais histórias e vivências você já teve e podem se conectar a esse tema? E, principalmente, como podemos juntos promover um futuro em que os cuidados com a saúde mental sejam sempre uma prioridade?

A estrutura deste livro está desenhada de modo a te guiar através de cada aspecto da atuação do farmacêutico na saúde mental, em linguagem acessível, mas profundamente reflexiva. Cada capítulo foi elaborado com o intuito de não apenas informar, mas também inspirar transformação. A cada nova página, espero que um novo horizonte se abra, trazendo à sua prática profissional um sentido renovado de compromisso e acolhimento.

Por fim, reafirmo o convite à ação. É hora de reconhecermos a importância da saúde mental, de rompermos com tabus e preconceitos, e de nos tornarmos a voz ativa que se ergue em prol do bem-estar coletivo. Este livro é um convite ao diálogo, à reflexão e, acima de tudo, à empatia.

Agradeço por embarcar nesta viagem e desejo que as experiências e o conhecimento que aqui encontrará realmente ressoem em sua vida e atuação profissional. Que possamos juntos contribuir para um mundo onde a saúde mental seja reconhecida como um aspecto essencial da vida saudável!

Com gratidão,

Bruno Rogério Ferreira- Possui graduação em Farmácia pelo Centro Universitário do Triângulo (2006) e mestrado em Ambiente e Sociedade pela Universidade Estadual de Goiás (2023). Doutorando em Enfermagem e Saúde pela Universidade Federal de Goiás-UFG, na área de concentração do "Cuidado a Saúde Humana".Participante do Núcleo de Estudos e Pesquisa em Cuidados a Saúde Humana com

Abordagem Clínica - (NECAC) da FEN/UFG. Farmacêutico com experiência na assistência farmacêutica , gestão e docência.

Capítulo 1: Introdução

A saúde mental, frequentemente uma coadjuvante em conversas sobre bem-estar, é absolutamente essencial para a qualidade de vida de um indivíduo. Definida como um estado de bem-estar em que a pessoa reconhece suas próprias capacidades, pode lidar com tensões normais da vida, trabalhar produtivamente e contribuir para sua comunidade, a saúde mental é um elemento que permeia todos os aspectos da existência humana. Quando se fala em saúde mental, abordamos emoções, pensamentos e comportamentos que moldam a maneira como interagimos com o mundo ao nosso redor. Sua importância se torna ainda mais evidente em um mundo em rápida transformação, onde o estresse, a pressão social e as demandas diárias estão sempre aumentando, tornando evidente a necessidade urgente de cuidar desse aspecto tão vital da vida.

A história da saúde mental no Brasil e no mundo é repleta de desafios e transformações. Durante muito tempo, os transtornos mentais foram estigmatizados e negligenciados, tratados com indiferença em muitos casos. No entanto, nas últimas décadas, houve um movimento crescente em direção ao reconhecimento da saúde mental como uma prioridade de saúde pública. No Brasil, o processo de reforma psiquiátrica na década de 1980 trouxe à tona a necessidade de humanização no tratamento e um modelo mais inclusivo, afastando-se dos antigos manicômios e promovendo métodos de cuidado em comunidade. O desenvolvimento de políticas públicas, programas e um maior investimento na capacitação de profissionais têm contribuído para uma abordagem mais digna e eficaz no tratamento das condições mentais.

Dados alarmantes são frequentemente citados para destacar a gravidade da situação. Estima-se que, globalmente, uma em cada quatro pessoas enfrentará um transtorno mental ao longo da vida. O Brasil, de acordo com pesquisas recentes, expõe que cerca de 20% da população pode apresentar sintomas de distúrbios mentais, destacando a necessidade imperativa de ações e intervenções eficazes. Transtornos como ansiedade, depressão e esquizofrenia não apenas afetam a vida do indivíduo, mas têm um impacto significativo nos lares, na economia e na sociedade em geral. De fato, os custos associados à saúde mental abrangem desde o absenteísmo no trabalho até a perda de produtividade, fazendo da saúde mental um tópico de relevância econômica e social.

Nesse contexto, a atuação dos farmacêuticos emergiu como um componente crucial. No Brasil, o farmacêutico desempenha um papel que vai além da simples dispensação de medicamentos; sua formação e competência os posicionam como aliados valiosos na promoção da saúde mental. Em um ambiente de cuidados de saúde cada vez mais complexo e interligado, a colaboração entre farmacêuticos, médicos e outros profissionais da saúde é fundamental para garantir uma abordagem holística e eficaz.

Assim, o presente livro se propõe a aprofundar essa relação entre a saúde mental e a atuação do farmacêutico, oferecendo um panorama valioso para todos aqueles que desejam compreender e aproveitar ao máximo o papel essencial que os farmacêuticos desempenham nesse campo. Ao explorarmos as competências necessárias, a legislação vigente, a farmacoterapia e as interações reais com os pacientes, será possível iluminar a importância do farmacêutico como agente transformador em saúde mental, oferecendo assim um guia prático e informativo para profissionais e estudantes da área, que buscam não só compreender, mas também fazer a diferença.

A atuação do farmacêutico no contexto da saúde mental vai além da simples oferta de medicamentos. O farmacêutico é um profissional essencial na equipe de saúde, preparado para contribuir significativamente para o bem-estar dos pacientes e para o desenvolvimento de um cuidado integral. Sua formação acadêmica inclui conhecimentos tanto técnicos quanto práticos que o habilitam a oferecer intervenções que vão desde a orientação sobre o uso de medicamentos até estratégias de promoção da saúde mental.

A formação do farmacêutico abrange disciplinas que exploram não apenas a farmacologia, mas também a psicologia e a sociologia, proporcionando uma base sólida para que esses profissionais entendam as complexas interações entre medicamentos e condições de saúde mental. É importante ressaltar que muitos farmacêuticos recebem treinamento específico sobre os efeitos dos medicamentos psicotrópicos, suas indicações, contraindicações e efeitos colaterais. Essa expertise é vital em um cenário em que o uso inadequado desses medicamentos pode resultar em consequências danosas para os pacientes.

Uma das competências mais valorizadas na atuação do farmacêutico é a comunicação eficaz. A capacidade de se conectar com os pacientes, escutá-los ativamente e demonstrar empatia são habilidades que facilitam a adesão ao tratamento e melhoram os desfechos clínicos. Em situações em que os pacientes se sentem vulneráveis ou estigmatizados, o farmacêutico pode atuar como uma figura acolhedora e confiável, capaz de criar um espaço seguro para que os pacientes expressem suas preocupações e sentimentos.

Além disso, a atuação do farmacêutico deve ser integrada e multidisciplinar. Trabalhar em colaboração com outros profissionais de saúde, como médicos, psicólogos e enfermeiros, é fundamental para um atendimento mais eficaz e compasivo. Essa colaboração assegura que todas as dimensões da saúde do paciente sejam consideradas, promovendo um cuidado mais completo. Por exemplo, o farmacêutico pode fornecer insights sobre as terapias medicamentosas utilizadas, interferindo de maneira positiva nas decisões clínicas e no planejamento do tratamento.

Intervenções diretas do farmacêutico também são possíveis e podem ter um impacto significativo na saúde mental. Um exemplo prático é a realização de entrevistas para avaliação de medicamentos, na qual o farmacêutico verifica a adesão do paciente ao tratamento e identifica qualquer efeito adverso que possa estar interferindo na sua qualidade de vida. Outro exemplo é a elaboração de estratégias para a redução do estigma associado ao uso de medicamentos psicotrópicos, contribuindo para um ambiente de aceitação e compreensão.

Este livro se propõe a explorar com profundidade cada uma dessas dimensões, enfatizando o papel crucial do farmacêutico na saúde mental. Ao compreendermos a importância dessa atuação empática e qualificada, esperamos capacitar novos e atuais profissionais a se tornarem agentes ativos na promoção de uma saúde mental mais digna e humana. A responsabilidade do farmacêutico não se limita ao ato de dispensar medicamentos; é, acima de tudo, uma missão de cuidado e acolhimento ao próximo, onde o conhecimento técnico circula lado a lado com a compaixão e a ética profissional.

A proposta deste livro é clara: mergulhar nas complexidades da saúde mental e na atuação imprescindível do farmacêutico. Nos capítulos subsequentes, exploraremos as multiplicidades dos desafios enfrentados na prática clínica, bem como as estratégias e soluções que podem ser implementadas na vida cotidiana de um profissional da saúde. Cada capítulo foi meticulosamente elaborado para proporcionar um entendimento robusto, não só das variáveis que envolvem a saúde mental, mas também de como cada farmacêutico pode contribuir para um modelo de atendimento mais amplo e eficaz.

Neste primeiro bloco, o leitor será apresentado a uma estrutura robusta que abrange tanto o conhecimento técnico necessário quanto a compreensão das nuances emocionais que permeiam o atendimento em saúde mental. Discutiremos os impactos das legislações vigentes, não como meros textos a serem decorados, mas como ferramentas vivas que moldam nossa prática e nossa interação com os pacientes. O conhecimento legislativo é fundamental para garantir que o farmacêutico atue dentro dos limites o que é protocola dos direitos dos pacientes, entendendo que ética e legislação estão entrelaçados em cada decisão tomada no ambiente clínico.

As seções seguintes enfatizarão temas centrais, como a necessidade urgente de capacitação e atualização profissional contínua. Em um cenário de mudanças rápidas, a educação deve ser uma constante, um compromisso que todos devemos assumir. Os cursos de atualização, eventos e workshops são oportunidades valiosas não apenas para adquirir novo saber, mas também para fomentar o debate e a troca de experiências entre pares. Essas interações muitas vezes levam a avanços significativos na maneira como pensamos sobre a prática farmacêutica e sua relevância no contexto da saúde mental.

Ademais, as práticas de comunicação e empatia voltarão a ser destacadas. O que diferencia um bom farmacêutico é sua habilidade em estabelecer conexões humanas. Um paciente que se sente ouvido, compreendido e respeitado é mais propenso a se envolver ativamente no seu tratamento. Portanto, abordagens que priorizam o diálogo aberto, a escuta empática e a validação das preocupações do paciente serão discutidas e exemplificadas ao longo do livro.

Finalmente, a visão multidisciplinar será um dos pilares da nossa investigação. O trabalho em equipe é imprescindível; um farmacêutico não pode atuar de maneira isolada. A integração com médicos, assistentes sociais, nutricionistas, psicólogos e outros profissionais configurará um cuidado mais completo e eficaz. A troca de informações e a colaboração entre as diferentes áreas da saúde materializam-se na melhora do tratamento e no bem-estar geral do paciente.

Fique atento, pois, nas próximas seções, detalharemos como essa interconexão se manifesta, por meio de exemplos práticos e reais, que revelarão a importância da ação conjunta frente à fragilidade das condições de saúde mental. O convite está feito: vamos explorar juntos este universo fascinante com um compromisso renovado a cada passo.

Chamada à ação é mais do que um convite; é um apelo ao compromisso de cada farmacêutico com a saúde mental. Refletir sobre a própria prática e experiências é um passo essencial na busca por um atendimento mais humano e eficaz. É vital que os profissionais se perguntem: como posso eu fazer a diferença na vida de um paciente que enfrenta desafios emocionais? Esta questão deve reverberar em cada interação e consulta.

Ao longo do nosso percurso neste livro, você encontrará momentos que poderão suscitar inquietações. Questões sobre empatia, escuta ativa e o valor de cada palavra trocada com o paciente se tornarão cruciais. Afinal, quando nos deparamos com o sofrimento alheio, a resposta que um farmacêutico oferece pode ser transformadora. O simples ato de ouvir alguém que se sente sozinho, ou que lida com a angústia de uma condição mental, possui um poder quase mágico. Essa conexão humana estabelece a base para um tratamento eficaz.

Imagine a seguinte situação: um paciente entra na farmácia, olhos carregados de insegurança e medo. Ele pode estar lidando com um diagnóstico recém-descoberto ou enfrentando o estigma que ainda permeia questões de saúde mental. Neste contexto, se o farmacêutico o acolhe com uma atitude amigável, com perguntas genuínas sobre como ele está se sentindo, a situação se transforma. A prática se torna não apenas sobre a entrega de medicamento, mas sobre o suporte emocional que pode ajudá-lo a dar o próximo passo em sua jornada.

Considerar a responsabilidade de um farmacêutico em um cenário tão delicado exige coragem e autocrítica. É preciso olhar para as próprias habilidades e competências. Você está preparado para abordar seu paciente de uma maneira que estimule um diálogo aberto? Você tem as ferramentas necessárias para perceber sinais sutis de que alguém pode não estar bem? A busca por educação e atualização não deve apenas ser uma meta profissional, mas um compromisso pessoal com a vida do outro.

Venho reforçar que este livro se propõe a ser uma ferramenta não só de conhecimento técnico, mas uma fonte de motivação para que você, leitor, tome parte ativa na mudança. Ao se envolver com o conteúdo, pense em como você pode aplicar o que aprendeu em sua rotina. O impacto de um pequeno gesto de empatia pode ser maior do que qualquer medicamento poderá proporcionar.

Perceba também que a interação entre os profissionais de saúde é uma parte vital neste processo. Ao colaborar com médicos, psicólogos e outros colegas, você amplia sua visão sobre o tratamento do paciente. Pergunte-se: estou fazendo parte desse ecossistema vital que promove a integração dos cuidados em saúde mental? Ao unir esforços, criamos uma rede solidária que não apenas trata, mas abraça e acolhe os pacientes em suas lutas.

Ao leitor, lanço o convite para que você imprima suas experiências pessoais e profissionas em cada página folheada deste livro. Cada um de nós tem uma história para contar; que tal deixar que seus desafios e triunfos como farmacêutico ressoem nas ideias aqui expostas? Construa um espaço onde a vulnerabilidade tenha espaço, onde o questionamento seja bem-vindo e a troca de saberes gere frutos positivos para nossa atuação.

Ao terminar este primeiro capítulo, faça uma pausa. Olhe em volta e veja o potencial transformador que está à sua disposição. Lembre-se: sua prática diária tem a capacidade de plantari sementes de esperança e mudança. Estes instantes de reflexão, que podem parecer simples, são o combustível para uma atuação mais proativa e envolvente na saúde mental.

Continue neste crescimento e venha conosco nesta jornada. Você não está apenas lendo um livro; você está se preparando para ser uma força atuante na vida de muitos. Qualquer ação que você tome, por menor que pareça, tem o poder de transformar realidades. A beleza de nosso ofício é essa: podemos ser agentes de mudança, cada um com seu jeito único de elencar cuidado e acolhimento.

Capítulo 2: A Saúde Mental e o Papel do Farmacêutico

A saúde mental é uma dimensão fundamental que vai além de apenas a ausência de doenças mentais. Ela encapsula um estado geral de bem-estar psicológico, emocional e social, moldando a forma como pensamos, sentimos e nos comportamos no dia a dia. Quando falamos sobre saúde mental, nos referimos a um espectro que abrange desde a felicidade plena até o enfrentamento de desafios emocionais profundos. Essa abordagem mais ampla é essencial para entendermos a importância desse tema e como ele se entrelaça com a atuação dos farmacêuticos.

Neste contexto, é oportuno lembrar que a saúde mental não se restringe a condições diagnosticadas; ela também diz respeito a todos nós, independentemente de nossas situações. Cada experiência vivida, cada desafio enfrentado e cada relação construída influencia nosso estado mental. Portanto, a promoção do bem-estar não deve ser vista como uma preocupação exclusiva de profissionais da saúde, mas como um esforço comunitário.

As dimensões da saúde mental, que incluem o aspecto emocional, social e psicológico, são como um tecido intricado que, se puxado por um fio, pode afetar todas as outras partes. O bem-estar emocional se refere à capacidade de lidar com as emoções de maneira saudável, enquanto o social ressalta a qualidade das interações com os outros e o ambiente ao redor. A dimensão psicológica, por sua vez, diz respeito ao modo como pensamos e nos percebemos no mundo. Assim, uma desarmonia nesta teia pode resultar em problemas que vão desde a ansiedade e a depressão até o isolamento social e a perda da qualidade de vida.

Um aspecto alarmante da realidade atual é o aumento significativo dos transtornos mentais. Estima-se que um em cada quatro indivíduos esteja propenso a desenvolver algum tipo de transtorno ao longo da vida. Essas estatísticas nos forçam a encarar a urgência de um reconhecimento e tratamento precoces. O farmacêutico, como primeiro ponto de contato para muitos pacientes, é crucial nesse processo. A capacidade de identificar sinais de problemas mentais pode fazer uma diferença significativa na trajetória de recuperação do paciente.

É essencial que todos os profissionais da saúde, incluindo os farmacêuticos, estejam conscientes desse cenário. O conhecimento sobre saúde mental deve ser parte integrante da formação acadêmica desses profissionais, para que possam atender as necessidades de uma população que carece de compreensão e acolhimento. A empatia, nesse sentido, é uma ferramenta poderosa. Ela permite que o farmacêutico perceba o paciente não apenas como um número de receita, mas como um ser humano complexo, cujas emoções e desafios merecem atenção especial.

Avançando na nossa compreensão da atuação do farmacêutico, precisamos considerar sua evolução histórica. No passado, a função do farmacêutico limitava-se muitas vezes à simples dispensação de medicamentos, relegando questões de saúde mental a um segundo plano. Com o passar dos anos, sua contribuição foi sendo cada vez mais reconhecida; hoje, eles são considerados aliados valiosos nas equipes multidisciplinar de saúde. Essa mudança de percepção é essencial, pois permite que o farmacêutico desempenhe um papel significativo na identificação de sintomas e na educação dos pacientes sobre suas condições.

As competências necessárias para essa atuação são diversificadas. Além do conhecimento técnico e científico, o farmacêutico deve cultivar habilidades interpessoais que lhe permitam interagir de forma eficaz com os pacientes. O desenvolvimento de empatia e escuta ativa são habilidades essenciais para criar um ambiente no qual os pacientes se sintam seguros para expressar suas preocupações. O relacionamento estabelecido entre o farmacêutico e o paciente é, portanto, um espaço vital para abordar não apenas aspectos farmacológicos, mas também necessidades emocionais e sociais.

Assim, ao longo desse capítulo, buscaremos não apenas definir a saúde mental e suas implicações, mas também oferecer um olhar sobre o papel ativo que o farmacêutico desempenha na promoção do bem-estar mental. O caminho para um atendimento mais humanizado passa por um reconhecimento das nuances da saúde mental e pela busca incessante de uma formação que vá além do convencional, preparando os farmacêuticos para serem verdadeiros agentes de transformação na vida de seus pacientes.

O tema que vem a seguir, a evolução histórica da atuação do farmacêutico em saúde mental, revelará como essa realidade continua a se transformar, moldando o futuro da nossa profissão e sua relevância nas dinâmicas de saúde pública e comunitária.

A evolução histórica da atuação do farmacêutico em saúde mental reflete uma jornada repleta de transformações significativas. Outros tempos trouxeram um foco quase exclusivo na simples dispensação de medicamentos, relegando as questões relacionadas à saúde mental a um segundo plano. No entanto, ao longo das décadas, essa percepção começou a mudar, com um crescente reconhecimento sobre a importância do farmacêutico como um profissional integral na promoção do bem-estar psicológico.

Na década de 1980, assistimos a um dos momentos mais marcantes nessa evolução: o movimento de reforma psiquiátrica. Este momento não só alterou a forma como a sociedade via a saúde mental, mas também redefiniu o papel dos profissionais envolvidos no cuidado. A partir de então, os farmacêuticos começaram a enxergar não apenas os medicamentos, mas também as pessoas que os utilizavam como pacientes em busca de acolhimento e suporte.

Essa mudança de paradigma não veio sem desafios. O estigma que ainda persiste em relação aos transtornos mentais dificultou a completa aceitação do farmacêutico como um aliado nesse campo. Muitos profissionais lutaram contra a resistência, tanto de colegas de profissão quanto da própria sociedade, para demonstrar que suas habilidades eram valiosas na identificação de sintomas e na educação dos pacientes sobre suas condições.

Hoje, a atuação do farmacêutico em saúde mental é respaldada por legislações mais inclusivas e por uma maior conscientização pública acerca da importância do cuidado psicológico. As políticas de saúde mental, que enfatizam a integralidade do atendimento e o trabalho em equipe, têm sido essenciais nesse processo. Elas encorajam uma abordagem multidisciplinar, onde o farmacêutico se mostra um componente vital, colaborando com médicos, psicólogos e outros profissionais de saúde para oferecer um tratamento holístico.

Para compreendermos melhor essa trajetória, é imprescindível considerar como a percepção social sobre saúde mental impactou diretamente a prática farmacêutica. Enquanto alguns anos atrás, a farmácia poderia ser vista apenas como um lugar de compras, hoje ela se estabelece como um espaço de cuidado - um ponto de contato onde muitas pessoas encontram um ouvido amigo e alguém disposto a ajudá-las em suas lutas internas.

Um exemplo prático dessa nova realidade é ilustrado por pacientes que, ao entrarem na farmácia, se sentem à vontade para discutir suas prescrições e expressar dúvidas ou inseguranças. O farmacêutico está preparado para ouvir e acolher, utilizando sua formação técnica para direcionar o paciente ao tratamento adequado ou mesmo sugerir mudanças, sempre respeitando as orientações do médico. Essa capacidade de interação supera a mera conduta profissional e adentra o campo das relações humanas, onde o conhecimento técnico e a compaixão se entrelaçam, permitindo um atendimento mais humanizado.

À luz dessa evolução, seguimos agora para discutir as competências que cada farmacêutico necessita cultivar para atuar efetivamente na saúde mental. Essa jornada não é apenas sobre medicamentos; é sobre humanidade, escuta e empatia, elementos fundamentais que constroem a base de uma prática consciente e transformadora.

As competências necessárias para que um farmacêutico atue efetivamente na saúde mental são diversas e não se restringem apenas ao acúmulo de conhecimentos técnicos. Em um campo que exige tanto conhecimento quanto empatia, cada habilidade desempenha um papel crucial no desenvolvimento de um tratamento holístico e humanizado. Um farmacêutico competente deve ser um líder na equipe de saúde mental, Saber ouvir, compreender e traduzir as necessidades dos pacientes em ações concretas é uma arte que se aprimora com prática e reflexão.

Um dos pilares dessa atuação é a habilidade de comunicação eficaz. Essa habilidade não se limita ao simples ato de passar informações sobre medicamentos ou tratamentos. Na verdade, a comunicação envolve um intercâmbio dinâmico e ativo, onde o farmacêutico deve ser capaz de não apenas transmitir conhecimento, mas também de capturar e entender as preocupações e emoções do paciente. Para isso, escuta ativa é essencial. Isso significa prestar atenção ao que o outro diz, fazer perguntas que aprofundem a conversa e, principalmente, mostrar interesse genuíno pelo bem-estar do paciente. Quando um paciente se sente ouvido e valorizado, a relação se fortalece e a confiança se estabelece.

A empatia emerge como uma competência indispensável nesse contexto. O farmacêutico, que muitas vezes é o primeiro ponto de contato dos pacientes com o sistema de saúde, deve ser capaz de acolher suas angústias e incertezas. Situações de sofrimento emocional exigem um olhar cuidadoso e sensível; é preciso ser um aliado, um suporte durante a jornada de tratamento. A empatia não significa apenas solidarizar-se com a dor do outro, mas compreendê-la a partir de sua perspectiva, estabelecendo uma conexão que vai além das questões farmacológicas. Essa relação empática pode definir se um paciente aderirá ou não ao tratamento proposto.

Outra competência fundamental é o conhecimento sobre medicamentos. Não basta saber quais substâncias são indicadas para determinadas condições; o farmacêutico deve compreender os mecanismos de ação, os efeitos adversos potenciais e as interações medicamentosas. Essa compreensão capacita o profissional a orientar o paciente adequadamente, reduzindo o risco de uso inadequado e maximizando os benefícios terapêuticos. Além disso, o farmacêutico deve estar sempre atualizado sobre as novas pesquisas e tendências no campo da saúde mental, pois esta área está em constante evolução.

A prática do farmacêutico não deve ocorrer isoladamente. O trabalho colaborativo com outros profissionais de saúde é imprescindível. Um modelo de atuação integrativa, onde médicos, psicólogos e farmacêuticos compartilham informações e discutem casos conjuntamente, promove um cuidado mais completo e eficaz. Dessa forma, o farmacêutico não só contribui com seu conhecimento técnico, mas também é enriquecido por diferentes perspectivas, levando a melhores resultados para o paciente.

Para ilustrar a importância dessas competências, consideremos um cenário prático: um paciente chega à farmácia com uma receita de um antidepressivo. Equipado com habilidades de comunicação e empatia, o farmacêutico não apenas entrega o medicamento, mas inicia uma conversa delicada sobre o que o paciente espera do tratamento, questionando como ele se sente sobre a medicação e suas experiências passadas. Essa interação pode revelar inseguranças que o paciente não menciona para o médico, como pressões sociais ou familiares que o afetam profundamente. Ao atuar dessa forma, o farmacêutico não só garante a entrega de um tratamento seguro, mas também se torna uma fonte de suporte emocional.

Além disso, ao abordar a questão da colaboração, o farmacêutico pode identificar interações medicamentosas ou contraindicações que poderiam passar despercebidas, usando seu conhecimento técnico para fortalecer as decisões clínicas tomadas em conjunto com os demais profissionais. Esse trabalho em equipe pode ser verdadeiro diferencial no cuidado em saúde mental, um campo que, por sua natureza, demanda múltiplas visões e abordagens.

Em resumo, ao longo deste capítulo, buscamos expor a complexidade da atuação do farmacêutico na saúde mental, destacando competências que vão muito além do domínio técnico. A comunicação empática, o trabalho colaborativo e o conhecimento profundo sobre medicamentos formam a base dessa prática. Afinal, o farmacêutico é mais que um dispensador de remédios; ele é um parceiro na jornada de cada paciente em busca de uma saúde mental equilibrada e digna de respeito. Essa atuação humanizada não só enriquece a prática farmacêutica, como também transforma vidas, conferindo ao farmacêutico um papel de protagonista nas histórias de sucesso em saúde mental.

Abordagens inovadoras na prática farmacêutica estão sendo cada vez mais reconhecidas e implementadas, trazendo uma nova dimensão à atuação dos farmacêuticos na saúde mental. Nos últimos anos, o avanço da tecnologia e a busca por métodos que ampliem o acesso e a eficácia do atendimento têm levado os profissionais a explorar novas formas de interação com os pacientes. Essas abordagens não apenas melhoram a experiência do paciente, como também potencializam os resultados em saúde mental.

Uma das inovações mais notáveis é a telefarmácia. Essa prática permite que os farmacêuticos ofereçam consultas à distância, ajudando pacientes a gerenciar suas condições de saúde mental sem a necessidade de deslocamento físico. Na era digital, essa modalidade de atendimento se torna essencial, especialmente para aqueles que enfrentam barreiras para acessar serviços presenciais, seja por questões de mobilidade, distância ou mesmo estigmas associados à saúde mental. A telefarmácia proporciona um espaço seguro para que os pacientes se sintam confortáveis para discutir suas preocupações e receber orientações sobre terapia medicamentosa e abordagens complementares.

Além da telefarmácia, a educação sobre saúde mental está se tornando uma prioridade nas farmácias. Programas educativos que incentivam o entendimento sobre os medicamentos psicotrópicos, suas indicações, dosagens, efeitos colaterais e interações medicamentosas são exemplos de como o farmacêutico pode influenciar positivamente não apenas na adesão ao tratamento, mas também na desconstrução de mitos e estigmas. Por meio de workshops, palestras e distribuição de material informativo, os farmacêuticos tornam-se agentes de transformação e conscientização em suas comunidades, contribuindo para a construção de um ambiente de apoio e empatia.

A formação contínua é uma das chaves para implementar essas abordagens inovadoras com eficácia. Cursos de atualização e especialização em saúde mental capacitam os farmacêuticos a estarem sempre informados sobre as últimas pesquisas e desenvolvimentos na área, permitindo-lhes aplicar esses conhecimentos em sua prática diária. Essa formação não só enriquece o profissional, como o posiciona como um líder na equipe multidisciplinar de saúde, onde sua contribuição é fundamental no cuidado integral do paciente.

Em um cenário que evolui rapidamente, a tecnologia desempenha um papel crucial. Aplicativos e plataformas de saúde digital oferecem oportunidades para o monitoramento do bem-estar dos pacientes, facilitando o acompanhamento das condições mentais em tempo real e proporcionando ao farmacêutico informações valiosas para intervenções rápidas e eficazes. Ferramentas que permitem o envio de lembretes sobre a adesão ao tratamento ou disponibilizam recursos de apoio emocional são apenas algumas maneiras de como a tecnologia pode ser uma aliada na prática farmacêutica.

Ao explorarmos essas abordagens, adentramos em um novo paradigma na saúde mental, onde os farmacêuticos não são apenas dispensadores de medicamentos, mas também educadores, conselheiros e parceiros na jornada de recuperação dos pacientes. Essa mudança de percepção traz um significado renovado à profissão, refletindo a importância do cuidado empático e da comunicação efetiva, que são capazes de transformar vidas.

Ao olhar para o futuro, podemos vislumbrar um cenário promissor em que a atuação do farmacêutico em saúde mental será cada vez mais integrada e respeitada. Esta jornada exige comprometimento, curiosidade e uma vontade inabalável de aprender e se adaptar às novas demandas. O impacto positivo que essa profissão pode ter na vida dos pacientes é, sem dúvida, um combustível poderoso que nos motiva a seguir adiante, sempre em busca de melhores práticas e soluções inovadoras.

Capítulo 3: Legislação e Práticas Regulatórias

A regulamentação legal na área da saúde mental não é apenas um conjunto de normas; ela representa a espinha dorsal que sustentará a prática do farmacêutico em um contexto onde o bem-estar do paciente é primordial. Compreender a função dessas legislações é essencial para a construção de um ambiente de cuidado que respeite direitos e promova um atendimento humanizado. A legislação é uma ferramenta potente que garante não apenas a estrutura das práticas, mas também a proteção dos pacientes e a ética profissional que deve guiar qualquer atuação na saúde.

As legislações em saúde mental trazem consigo a responsabilidade de garantir os direitos dos pacientes, criando um cenário onde os cuidados sejam dispensados com respeito, dignidade e segurança. É vital que os farmacêuticos entendam as necessidades estruturais que estas leis buscam atender, alinhando, assim, sua prática às expectativas sociais e às exigências éticas que permeiam a saúde pública.

Ao longo das últimas décadas, o Brasil tem avançado em legislações que visam ampliar a inclusão e o suporte aos indivíduos que enfrentam desafios mentais. O entendimento dessas leis, por parte dos profissionais de saúde, torna-se um alicerce para um atendimento que vai além do técnico - ele se transforma em um cuidado integral e comprometido com a evolução do paciente. Ao darmos os primeiros passos nesse vasto campo, nos deparamos com um histórico significativo que moldou a atuação do farmacêutico nas esferas de saúde mental, refletindo sobre os desafios e conquistas ao longo do tempo.

É neste contexto que nos propomos a explorar as legislações mais relevantes que fundamentam a prática do farmacêutico em saúde mental, entendendo não apenas suas implicações práticas, mas também o impacto que essas normativas têm sobre cada paciente que entra em contato com a farmácia e suas múltiplas possibilidades de cuidado. Vamos, assim, abrir as portas para um entendimento mais amplo sobre como os preceitos legais fundamentam a atuação diária do farmacêutico, evidenciando a importância do conhecimento regulatório na promoção de uma saúde mental acessível e digna para todos.

A Lei dos Sinais e a Política Nacional de Saúde Mental surgem como marcos regulatórios essenciais que moldam a atuação do farmacêutico na saúde mental. Vamos nos aprofundar agora na importância dessas normas e como elas influenciam o dia a dia da prática farmacêutica.

A Lei dos Sinais, instituída com o objetivo de garantir a identificação e acolhimento precoce de pessoas que enfrentam transtornos mentais, representa um avanço considerável na proteção dos direitos dos pacientes. Essa legislação delineia a necessidade de um conjunto de sinais que, se identificados precocemente, podem conduzir a uma intervenção oportuna. O farmacêutico, atuando na linha de frente do atendimento, se coloca em uma posição privilegiada para reconhecer esses sinais. Ao perceber, por exemplo, mudanças no padrão de comportamento ou na adesão ao tratamento de um paciente, o farmacêutico tem a responsabilidade de tomar a iniciativa de orientar, acolher e, se necessário, até mesmo recomendar a busca de apoio adicional de um psicólogo ou psiquiatra. Essa capacidade de observação e intervenção é uma das facetas mais significativas da atuação do farmacêutico moderno, refletindo um compromisso com a saúde mental que vai além da mera dispensação de medicamentos.

Conjuntamente, a Política Nacional de Saúde Mental estende essa preocupação para um âmbito maior, estabelecendo diretrizes que visam à integralidade do cuidado. Nesse cenário, o farmacêutico desempenha um papel crucial como educador. Ao informar os pacientes sobre a importância do tratamento contínuo e da comunicação sobre seus sintomas, ele não só presta um serviço essencial, mas também quebra estigmas e barreiras que podem inibir a busca por ajuda. A política orienta a prática de uma saúde mental inclusiva e humanizada, onde cada profissional de saúde é visto como parte de uma equipe multidisciplinar que visa o bem-estar total do paciente.

As diretrizes da Política Nacional propõem que o atendimento não é apenas técnico, mas deve considerar o paciente em sua totalidade -

considerando seu contexto social, emocional e psicológico. É nesse ponto que a identificação dos sinais e o acolhimento se entrelaçam com a formação contínua do farmacêutico. O conhecimento adquirido ao longo da carreira deve ser constantemente atualizado para que ele esteja capacitado a perceber nuances que podem escapar a olhar apressado. Por isso, a formação inicial deve incluir não apenas farmacologia, mas também estudos sobre saúde mental, comunicação e relações humanas.

No dia a dia das farmácias, a implementação dessas diretrizes se torna palpável. Um exemplo pode ser visto nas campanhas de saúde promovidas pelas farmácias, onde o farmacêutico não se limita a vender produtos, mas atua como um disseminador de informações essenciais e consciência sobre condições mentais. Campanhas sobre a depressão, ansiedade e o uso consciente de medicamentos psicotrópicos são maneiras eficazes de interagir com a comunidade.

Além disso, ao desempenhar o papel de informante, o farmacêutico quebra o ciclo do silêncio que frequentemente acompanha os problemas de saúde mental. Ao falar abertamente sobre os sintomas e os benefícios do tratamento, ele ajuda a construir um ambiente onde os pacientes se sentem mais à vontade para discutir suas dificuldades e buscar ajuda.

Dessa forma, tanto a Lei dos Sinais quanto a Política Nacional de Saúde Mental se entrelaçam para moldar uma nova realidade da atuação do farmacêutico. Essas regulamentações não são apenas uma formalidade, mas um chamado à ação — uma oportunidade excelente de fazer a diferença na vida de cada paciente que busca apoio no ambiente da farmácia. O papel do farmacêutico como agente facilitador e educador se concretiza todos os dias, colocando-o no coração da luta por uma sociedade mais informada e empática em relação à saúde mental.

Os direitos dos pacientes em tratamento de saúde mental são um ponto central que merece atenção e respeito por parte de todos os profissionais de saúde, incluindo os farmacêuticos. Entre esses direitos, destaca-se o direito à informação, que se configura como uma salvaguarda essencial para que o paciente possa tomar decisões informadas sobre seu tratamento e sua saúde. O farmacêutico, em sua posição privilegiada, exerce um papel crucial na entrega dessa informação, garantindo que o paciente compreenda não apenas a finalidade dos medicamentos, mas também os potenciais efeitos colaterais e interações com outras substâncias.

Além do direito à informação, o consentimento informado é igualmente vital. A legislação estabelece que os pacientes têm o direito de consentir ou recusar o tratamento, com pleno conhecimento das implicações. Nesse sentido, o farmacêutico deve fomentar um ambiente de diálogo onde o paciente se sinta à vontade para levantar questionamentos, expressar suas inseguranças e compreender todas as opções disponíveis. Essa interação não é meramente técnica; ela requer uma abordagem sensível e respeitosa da parte do profissional, que deve reconhecer a subjetividade de cada paciente.

A defesa desses direitos no cotidiano é uma responsabilidade ética. O farmacêutico precisa ser um agente ativo na promoção da dignidade do paciente, desafiando situações de preconceito e discriminação que ainda permeiam a saúde mental. Esse desafio inclui o compromisso de se manter atualizado quanto às legislações e diretrizes que regulam a saúde mental, além de se engajar em debates e práticas que visem a inclusão e a proteção dos pacientes. Ser um defensor dos direitos dos pacientes em saúde mental significa se opor a tratativas que possam desumanizar ou minimizar os desafios enfrentados por aqueles que buscam ajuda.

As considerações éticas que guiam a atuação do farmacêutico são basilares para a construção de uma prática respeitosa e justa. É fundamental que cada farmacêutico adote uma postura de escuta ativa e empatia, compreendendo que cada interação com o paciente é uma oportunidade de provocar mudanças significativas nas vidas deles. Ajudar um paciente a navegar pelo universo muitas vezes confuso dos tratamentos disponíveis não apenas aprimora a adesão ao tratamento, mas também restabelece a confiança e o respeito pela autonomia do indivíduo.

Assim, compreender e agir conforme os direitos dos pacientes, enquanto se mantém atento às responsabilidades éticas, configura-se como um dos pilares essenciais da atuação dos farmacêuticos na saúde mental. Esses profissionais não estão apenas repondo medicamentos nas prateleiras das farmácias; eles são, antes de tudo, cuidadores e educadores, moldando um ambiente de saúde mental mais inclusivo, seguro e que respeite a individualidade de cada ser humano que atravessa suas portas.

A construção de um entendimento profundo sobre as legislações que cercam a atuação do farmacêutico em saúde mental é vital para a formação profissional e para a prática diária. A importância de compreender as normas não é apenas uma questão de conhecimento teórico, mas sim uma questão de responsabilidade ética e social. Cada medicamento dispensado, cada orientação dada e cada conversa realizada pode remodelar a forma como um paciente vivencia sua saúde mental e, consequentemente, sua qualidade de vida.

Reafirmamos que o conhecimento não deve ser estático. O farmacêutico deve cultivar uma atitude de aprendizado contínuo, mantendo-se atualizado sobre as legislações e diretrizes que governam sua atuação. Esse compromisso não só amadurece a sua prática, mas também exerce uma influência direta sobre o cuidado que ele proporciona. A prática da farmácia vinculada à saúde mental exige vigilância e uma integração sincera com a comunidade, o que vai muito além da simples venda de medicamentos.

Temos então que incentivar reflexões constantes sobre as implicações das legislações. Como essas normas alteram a dinâmica da interação entre profissional e paciente? O que podemos fazer para reforçar o respeito pelos direitos do paciente em nossas atividades diárias? Tais perguntas não são meramente retóricas; elas são convites para uma análise cuidadosa da prática cotidiana. O farmacêutico deve ver-se como um defensor não apenas dos medicamentos, mas também do bem-estar e dos direitos humanos de seus pacientes.

Por fim, deixamos uma chamada à ação para todos os farmacêuticos: busquem cada vez mais o entendimento dessas leis, engajem-se em discussões e iniciativas que promovam a saúde mental e fortaleçam a consciência coletiva sobre a importância dessas regulamentações. Em um mundo que enfrenta, muitas vezes, o desafio do estigma e da desinformação, cabe a nós, profissionais de saúde, propagar conhecimento, empatia e um atendimento humanizado, que defenda a dignidade de cada indivíduo que cruzar nossos caminhos. Essa não é uma tarefa fácil, mas é, sem dúvida, uma missão que vale a pena perseguir com toda a dedicação.

Capítulo 4: Princípios da Abordagem Clínica

A compreensão da abordagem clínica na farmacologia voltada para a saúde mental é um passo essencial para um cuidado eficaz e humanizado. A integração de conhecimentos teóricos e práticos não deve ser encarada apenas como uma exigência curricular, mas como um comprometimento ético que guia a atuação do farmacêutico na jornada de cuidados com o paciente. É um sistema que não se limita a prescrições, mas que se expande em direções que compreendem as fraquezas e as fortalezas individuais de cada pessoa que adentra o espaço do consultório ou da farmácia.

Na essência, a abordagem centrada no paciente é um princípio fundamental. Esta metodologia respalda a individualização do tratamento e reconhece que cada caso é único, com suas particularidades e peculiaridades. Os desafios enfrentados por quem busca apoio vão além dos diagnósticos formais; eles estão imersos em contextos pessoais e sociais que influenciam diretamente a saúde mental e a adesão ao tratamento. O farmacêutico, portanto, deve estar preparado não apenas para ouvir, mas para compreender e interpretar essas nuances, confirmando seu papel como um parceiro no processo terapêutico.

É nesse panorama que se revela a intersecção entre ciência e humanização, onde a farmacologia não é apenas um campo de estudos, mas um diálogo vivo e pulsante entre a razão e a emoção. Os princípios da escuta ativa e da empatia não são meras convenções, mas ferramentas imprescindíveis que promovem uma relação interpessoal rica e significativa. A habilidade de perceber o que não é dito, os silêncios carregados de significados e as expressões faciais que falam mais que palavras fornece ao farmacêutico uma base sólida para intervir de maneira eficaz e sensível.

O ponto focal da abordagem clínica é a anamnese detalhada — uma janela aberta não apenas para o histórico médico, mas para a vida do paciente em suas múltiplas dimensões. Este processo vai além do simples preenchimento de prontuários; envolve um diálogo valioso que permite ao profissional captar dados relevantes sobre o comportamento, as emoções e as interações sociais do indivíduo. Nesse momento, o farmacêutico está na vanguarda da coleta de informações, utilizando técnicas que facilitam uma comunicação fluida e estimulante. Ele deve ser aquele que cria um espaço seguro, onde o paciente se sente acolhido e encorajado a compartilhar sua história.

Identificar sinais precoces de transtornos mentais é um componente vital dessa anamnese meticulosa. O farmacêutico deve estar atento a comportamentos que possam indicar a necessidade de uma intervenção imediata. Uma mudança repentina no padrão de medicação ou queixa de efeitos colaterais inesperados podem ser os primeiros sinais de que algo não vai bem. E, nesse instante, a capacidade de agir rapidamente — seja recomendando uma avaliação mais aprofundada com o psiquiatra ou propondo um ajuste na terapia — se torna o divisor de águas entre a recuperação e o agravamento da condição do paciente.

Ao construir uma relação que prioriza a comunicação eficaz, o farmacêutico não apenas informa, mas educa seu paciente, guiando-o em meio a dúvidas e incertezas que cercam o tratamento. O uso de uma linguagem acessível e a prática de questionamentos abertos são habilidades que precisam ser constantemente desenvolvidas. Quando um paciente se sente validado em suas emoções e inquietudes, a adesão ao tratamento deixa de ser um fardo e se transforma em um compromisso mútuo de cuidado e respeito.

Assim, ao encerrarmos este bloco, podemos refletir sobre a importância da abordagem clínica na prática da farmácia voltada à saúde mental. Cada interação com o paciente se torna uma oportunidade para redefinir narrativas, para construir vínculos de confiança e, principalmente, para validar o papel do farmacêutico como um agente proativo na promoção do bem-estar mental. A dedicação em se tornar um educador, um conselheiro e um interlocutor atento é o que se espera de um profissional que deseja não apenas desempenhar suas funções, mas transformar a realidade de saúde de quem confia em seu cuidado.

A anamnese detalhada é um guia de conexão entre o profissional e o paciente, uma etapa na qual se extrai informação não apenas do prontuário, mas, mais importante ainda, da vida daquele indivíduo. Ao escutar as narrativas que moldam suas experiências, o farmacêutico pode identificar padrões que ajudam a entender a saúde mental do paciente. Essa troca de informações é o que cria uma base sólida para qualquer intervenção futuramente concebida.

Utilizar métodos de coleta que priorizem a sensibilidade e a empatia faz toda a diferença. Não se trata apenas de perguntas e respostas; é um convite ao paciente para que partilhe suas vivências. Uma técnica eficaz consiste na aplicação de perguntas abertas, que não só permitem que o paciente expanda suas respostas, mas também transmitem a mensagem de que suas opiniões e sentimentos são valorizados. Em vez de uma simples questão como "Você está se sentindo ansioso?", o farmacêutico pode abrir o espaço com "O que você tem sentido em relação ao seu dia a dia?". Essa pequena alteração no formato da pergunta pode revelar uma riqueza de informação que, de outra forma, poderia passar despercebida.

Neste ponto, identifica-se a relevância da escuta ativa. O farmacêutico precisa ser aquele que não apenas ouve, mas que também observa os sinais não-verbais que, por vezes, falam mais alto que as palavras. Gestos, expressões faciais e até o tom usado podem contar histórias sobre as emoções que o paciente está experimentando. Por vezes, a hesitação em responder ou um olhar desviado podem sugerir dificuldades que merecem mais atenção. O cuidador que se mostra atento pode, assim, fazer perguntas mais direcionadas, aprofundando-se naquelas áreas que o paciente rotina ou reluta em abordar.

O papel do farmacêutico em detectar sinais precoces de transtornos mentais não pode ser subestimado. Ele é frequentemente o primeiro ponto de contato no sistema de saúde, e sua capacidade de perceber uma mudança sutil nos comportamentos ou nos relatos do paciente pode significar a diferença entre um tratamento eficaz e um agravamento da condição. Um exemplo prático seria notar se um paciente que, normalmente, seguia rigidamente suas orientações medicamentosas, começa a falhar na adesão — uma informação que pode indicar uma mudança no estado mental do indivíduo.

Portanto, a anamnese não deve ser apenas um protocolo; ela é, efetivamente, o primeiro passo em uma jornada de cuidado que respeita a individualidade do paciente, contribuindo para um tratamento mais justo e eficaz. Isso estabelece os alicerces para um relacionamento profissional que valoriza a voz do paciente, colocando suas necessidades no centro do processo de saúde. O sucesso da terapia não se limita a prescrições bem formuladas, mas se amplia à construção de um ambiente confiante e seguro, onde o paciente possa expressar suas inquietações e medos.

Finalizando esta seção, cabe reforçar que essa abordagem clinica, que entrelaça diálogo aberto com sensibilidade, não apenas melhora a qualidade do atendimento farmacêutico, mas se transforma em uma ferramenta poderosa para que o paciente se sinta acolhido durante sua recuperação. A cada interação, o farmacêutico reafirma seu papel como um protetor e educador, resultando em uma experiência de cuidado que transcende a mera consulta. É nessa intersecção entre conhecimento técnico e empatia humana que se desenha um novo horizonte para a saúde mental no país.

A comunicação desempenha um papel crucial na relação entre o farmacêutico e o paciente, sendo um dos pilares na construção de confiança e colaboração. Para que esse vínculo se fortaleça, é necessário que as interações sejam pautadas por clareza e abertura. É nesse cenário que técnicas de comunicação se tornam indispensáveis, desde a exploração cuidadosa de tópicos delicados até o esclarecimento sobre medicamentos e tratamentos.

Para iniciar, o uso de linguagem acessível é fundamental. O farmacêutico, ao explicar os efeitos de um medicamento ou as nuances de um tratamento, deve evitar jargões técnicos que possam confundir o paciente. Em vez disso, palavras simples e uma abordagem direta garantem que a mensagem seja compreendida. Quando o paciente sente que a informação chega de forma clara, a confiança cresce, criando um espaço seguro para discussões abertas.

A prática de questionamentos abertos também revela-se como uma ferramenta poderosa. Por exemplo, ao invés de perguntar "Você está seguindo o tratamento corretamente?", que pode sugerir uma expectativa de erro, o farmacêutico pode oferecer um espaço de diálogo ao dizer "Como tem sido sua experiência com o tratamento até agora?". Essa mudança sutil não só convida o paciente a compartilhar mais, mas também demonstra um interesse genuíno em sua história, suas dificuldades e sucessos.

Ao engajar-se em uma comunicação eficaz, o profissional não é apenas um informante; ele também se torna um educador. É responsabilidade do farmacêutico fornecer orientações sobre a utilização correta dos medicamentos, os potenciais efeitos colaterais e interações com outros fármacos. Mas, mais que isso, ele deve estar preparado para abordar as emoções e preocupações que o paciente pode trazer. Validar sentimentos de insegurança ou medo é essencial para criar um ambiente de acolhimento.

Os direitos dos pacientes, frequentemente esquecidos, devem ser reafirmados em cada interação. O paciente tem o direito de ser informado sobre todo o processo, desde os efeitos do medicamento até as possíveis alternativas de tratamento. Nessas discussões, o farmacêutico deve não apenas falar, mas também ouvir. O paciente que se sente ouvido é um paciente mais propenso a seguir adiante com a terapia proposta.

Ademais, a informação em saúde mental não se limita ao ato de prescrever medicamentos. Trata-se de um trabalho colaborativo, onde o farmacêutico deve também ouvir as preocupações dos pacientes sobre seus direitos, esclarecendo como essas questões se interligam com sua saúde e bem-estar. É nesse cuidado que se radicaliza a ideia de um atendimento humanizado, onde cada voz conta, e cada história importunar é respeitada.

Por fim, ao promover um ambiente de comunicação aberta, o vínculo entre farmacêutico e paciente se fortalece, resultando em uma adesão ao tratamento que vai além da simples ingestão de medicamentos. A relação se transforma em uma parceria que visa à efetiva recuperação, onde o paciente se sente respaldado e apoiado em sua jornada. Essa abordagem não apenas melhora os resultados clínicos, mas também contribui para uma experiência mais satisfatória e enriquecedora para todos os envolvidos.

Concluindo, a comunicação eficaz é essencial para o sucesso da abordagem clínica. O farmacêutico como facilitador dessa comunicação, se coloca em uma posição privilegiada para impactar positivamente a saúde mental de seus pacientes. Ao cultivar um diálogo genuíno e respeitoso, ele não apenas cumpre um dever profissional, mas joga um papel fundamental na promoção do bem-estar e na construção de uma relação de confiança mútua.

Intervenções e seguimento do tratamento são componentes indispensáveis da atuação do farmacêutico na saúde mental. Ao longo da jornada terapêutica, o farmacêutico deve se destacar como um agente ativo que não apenas observa a evolução do paciente, mas que também realiza intervenções significativas para otimizar a eficácia do tratamento.

Uma abordagem prática envolve a revisão da terapia medicamentosa. Isso pode ser feito por meio de diálogos regulares com o paciente, onde o profissional tem a oportunidade de avaliar se a terapia ainda está alinhada às necessidades e ao estado atual do paciente. Durante essas conversas, é vital que o farmacêutico aplique a escuta ativa, pois muitas vezes os pacientes têm dificuldades em expressar suas preocupações ou podem não associar certas emoções a alterações na medicação. Perguntas abertas, que convidem a uma reflexão mais profunda, podem revelar insights valiosos. Por exemplo, ao invés de perguntar se o paciente está satisfeito com os resultados, um questionamento como "O que você tem notado em sua vida desde que começou a nova medicação?" pode proporcionar informações que ajudem ainda mais na intervenção.

Identificar interações medicamentosas potenciais representa outro aspecto crucial do seguimento. O farmacêutico deve estar sempre atento às mudanças no tratamento do paciente e à adição de novos medicamentos, pois isso pode alterar a dinâmica do que já está sendo utilizado. Aqui, a responsabilidade se estende além do aconselhamento; trata-se de guiar o paciente no caminho do autocuidado, por meio de orientações sobre a necessidade de informar todos os tratamentos que estão sendo utilizados, sejam eles prescritos ou naturais. O profissional deve instigar o paciente a ser um participante ativo em sua saúde.

O conceito de monitoramento contínuo é um pilar que sustenta a ideia de que a saúde mental é uma jornada em constante evolução. Neste contexto, o farmacêutico deve incentivar consultas periódicas, mesmo quando o paciente aparenta estar estável. Esses momentos são oportunidades fundamentais para revisar não apenas a medicação, mas toda a estratégia de cuidado. O feedback do paciente se torna uma ferramenta indispensável nesse processo; suas impressões sobre a eficácia do tratamento e as dificuldades enfrentadas são informações que ajudam a moldar a próxima etapa da jornada terapêutica. Assim, o farmacêutico se transforma em um co-piloto que proporciona segurança e conhecimento, assegurando que o paciente mantenha o foco em seus objetivos de saúde.

Além disso, é essencial reconhecer que intervenções não se limitam apenas a ajustes de medicamentos. O apoio emocional e psicológico é igualmente importante. Os farmacêuticos podem incorporar intervenções que incluem técnicas de relaxamento, sugestões para a promoção de hábitos saudáveis e, quando necessário, encaminhamentos para terapias complementares. O conhecimento sobre recursos disponíveis na comunidade, como grupos de apoio e profissionais especializados, pode ser extremamente valioso nesse ponto.

Finalmente, a compaixão deve permear cada aspecto dessas intervenções. O cuidado humanizado é o que transforma a simples relação profissional em uma parceria significativa, onde o paciente se sente seguro e respeitado ao falar sobre suas emoções e experiências ao longo do tratamento. Reforçar o compromisso do farmacêutico com a recuperação do paciente não apenas melhora a adesão ao tratamento, mas também contribui para um ambiente onde a saúde mental é tratada com a seriedade e o respeito que merece.

No próximo segmento, refletiremos sobre a importância de cada um desses princípios discutidos ao longo deste capítulo e como eles se entrelaçam numa prática farmacêutica que verdadeiramente transforma vidas. Essa jornada continua, sempre pautada pela busca constante de demonstrar àqueles que atendemos que sua saúde mental é uma prioridade em nossa prática diária.

Capítulo 5: Medicamentos Psicotrópicos

Os medicamentos psicotrópicos são substâncias que possuem a capacidade de alterar a função do sistema nervoso central, influenciando a percepção, o humor, o comportamento e as emoções. Este contexto não apenas reforça a importância dos psicofármacos no tratamento das condições mentais, mas também evoca a compreensão da complexidade que envolve seu uso. A saúde mental, uma esfera delicada da experiência humana, demanda intervenções eficazes, e os medicamentos psicotrópicos se destacam como ferramentas fundamentais na pauta do cuidado.

Desde os primórdios da medicina, as formas de aliviar o sofrimento psíquico têm evoluído. A história nos revela que o uso de substâncias para tratar dores emocionais e desordens mentais tem raízes profundas, que remontam a civilizações antigas. Linearmente, testemunhamos o surgimento de diferentes fármacos, desde ervas tradicionais, que foram amplamente utilizadas pelos antigos, até os antipsicóticos e antidepressivos modernos, que hoje fazem parte do arsenal terapêutico contemporâneo. Cada avanço científico e descobrimento na farmacologia é um produto das experiências vividas e dos aprendizados que compõem a trajetória da humanidade.

Atualmente, o uso de medicamentos psicotrópicos é crucial na terapêutica de diversas condições, como depressão, ansiedade, transtornos psicóticos e transtornos de humor. Os objetivos vão além de meramente aliviar sintomas; eles visam restabelecer um equilíbrio emocional, promover a adesão ao tratamento e melhorar a qualidade de vida dos pacientes. É um compromisso da medicina não apenas oferecer um remédio, mas acompanhar o efeito desse remédio na vida cotidiana. A farmacoterapia, quando bem contextualizada e aplicada, encontra eco nas histórias que o paciente carrega e nas transformações que se almeja promover.

Neste contexto, compreender a farmacoterapia é vital. O farmacêutico, em sua atuação na saúde mental, torna-se um agente de educação e orientação, capacitando os pacientes a que se sintam seguros e informados sobre os tratamentos que recebem. Levar a efeito um uso consciente e direcionado dos medicamentos envolve não apenas um conhecimento técnico, mas um olhar atento às particularidades de cada pessoa. Essa compreensão exige a habilidade de transitar entre ciência e humanização, onde cada interação no ambiente terapêutico se transforma numa oportunidade de aprendizado mútuo.

Assim, a introdução aos medicamentos psicotrópicos revela um universo vasto e intrigante. Cada substância é uma chave com potencial para abrir portas à recuperação, mas que, ao mesmo tempo, necessita de uma manipulação cuidadosa para evitar efeitos indesejados. E é dentro desse emaranhado de possibilidades que se insere a importância do farmacêutico: como guardião do conhecimento e proponente de um cuidado que respeita a singularidade de cada paciente. A jornada pela saúde mental, portanto, inclui não apenas a dedicação ao saber técnico, mas também um compromisso profundo com a vida de quem busca apoio.

Classificação dos Medicamentos Psicotrópicos

Os medicamentos psicotrópicos são categorizados em diferentes classes, cada uma com suas finalidades e mecanismos de ação. Entender essa classificação é fundamental para que farmacêuticos, médicos e outros profissionais da saúde possam realizar intervenções eficazes. Aqui, vamos explorar as principais classes: antidepressivos, ansiolíticos, antipsicóticos e estabilizadores de humor, cada um desempenhando papéis cruciais na terapia e manutenção da saúde mental.

Começando pelos antidepressivos, esses fármacos têm como objetivo principal aliviar os sintomas da depressão, mas seu uso se estende também a muitos outros transtornos, como transtorno de ansiedade generalizada e transtornos obsessivo-compulsivos. A classificação dos antidepressivos inclui diversas subclasses. Os Inibidores Seletivos da Recaptação de Serotonina (ISRS) são amplamente utilizados devido ao seu perfil de segurança em comparação com os antidepressivos tricíclicos. Medicamentos como a fluoxetina e sertralina são frequentemente prescritos, pois agem aumentando a quantidade de serotonina disponível no cérebro, facilitando um padrão de humor mais equilibrado. Por outro lado, os Antidepressivos Tricíclicos, embora mais antigos e com mais efeitos adversos, como secura bucal e ganho de peso, ainda são eficazes em casos refratários, e fármacos como a amitriptilina se destacam. Já os Inibidores da Recaptação de Serotonina e Noradrenalina (IRSN), como a venlafaxina, oferecem uma abordagem ampliada, agindo não só sobre a serotonina, mas também sobre a noradrenalina, podendo ser mais eficazes em alguns casos.

Seguindo adiante, os ansiolíticos desempenham um papel vital na gestão da ansiedade e do pânico. Essa classe de medicamentos é comumente composta por benzodiazepínicos, que proporcionam uma ação sedativa e relaxante. Substâncias como o diazepam e o lorazepam são amplamente conhecidos por sua eficácia rápida em situações de crise. No entanto, o seu uso deve ser cuidadosamente monitorado, dada a possibilidade de dependência e tolerância. Outros medicamentos, como os ansiolíticos não benzodiazepínicos, como a buspirona, surgiram como alternativas que minimizam esses riscos, proporcionando uma abordagem mais segura para a gestão de transtornos de ansiedade crônica.

Por sua vez, os antipsicóticos são fundamentais no tratamento de transtornos psicóticos, como esquizofrenia e transtorno delirante. Eles se dividem em antipsicóticos típicos e atípicos, cada um com seu perfil específico de ação e efeitos colaterais. Os antipsicóticos típicos, como a clorpromazina, têm uma longa história de uso e são eficazes no controle de sintomas positivos, como delírios e alucinações. No entanto, apresentam um potencial maior para efeitos adversos, como sintomas extrapiramidais. Já os antipsicóticos atípicos, como a risperidona e a quetiapina, surgiram com a promessa de um melhor perfil de segurança, abordando não apenas sintomas positivos, mas também os negativos da esquizofrenia, como a apatia e a anedonia.

Por último, mas não menos importante, os estabilizadores de humor são essenciais no tratamento de transtornos afetivos, especialmente o transtorno bipolar. O lítio é o mais conhecido e é frequentemente o padrão ouro na terapia de estabilização do humor, mas é necessário um acompanhamento regular dos níveis plasmáticos devido ao seu estreito índice terapêutico. Além disso, outros medicamentos, como anticonvulsivantes, como a lamotrigina, também são utilizados devido ao seu efeito estabilizador e também na prevenção de episódios maníacos e depressivos.

A compreensão da classificação dos medicamentos psicotrópicos proporciona uma visão clara da variedade de opções terapêuticas disponíveis. Cada um desses medicamentos tem seus locais de ação específicos e uma gama de possíveis reações, que o farmacêutico deve estar preparado para discutir e monitorar, garantindo que cada paciente receba o tratamento mais adequado a suas necessidades individuais. A formação contínua e a capacitação são requisitos inegáveis para que os profissionais da saúde possam gerenciar de maneira consciente e eficaz o uso desses medicamentos, impactando positivamente a qualidade de vida de seus pacientes. Essa capacidade de adaptar a terapia ao contexto da vida real é o que permite que a ciência farmacológica não seja um mero conjunto de produtos, mas uma ponte para a recuperação e a esperança.

Os medicamentos psicotrópicos atuam por meio de complexos mecanismos que influenciam a neurotransmissão no cérebro, espaços onde as sinapses e chemical messengers interagem para regular o humor, a percepção e o comportamento. A compreensão destes mecanismos é vital para qualquer profissional de saúde mental, uma vez que permite traduzir os efeitos dos medicamentos em termos que pacientes e familiares podem entender, promovendo uma adesão mais consciente e informada ao tratamento.

Os antidepressivos, por exemplo, atuam primariamente sobre neurotransmissores como a serotonina, noradrenalina e, em algumas classes, a dopamina. Tradicionalmente, os Inibidores Seletivos da Recaptação de Serotonina (ISRS) como a fluoxetina, direcionam a serotonina de volta ao cérebro, aumentando sua disponibilidade e, consequentemente, melhorando ou estabilizando o estado de ânimo do paciente. Essa modulação da química cerebral é um passo crucial na recuperação de estados depressivos.

Por outro lado, muitos pacientes podem experimentar uma gama de efeitos colaterais ao utilizar antidepressivos, desde os mais comuns, como náuseas e cefaleias, até questões mais sérias, como a disfunção sexual e a síndrome de descontinuação. Sabendo disso, o farmacêutico deve estar preparado para lidar com essas ocorrências, não apenas orientando sobre a natureza dos efeitos colaterais, mas também desenvolvendo estratégias para minimizar as sensações adversas. A educação do paciente sobre a duração esperada dos efeitos colaterais é uma ferramenta valiosa para reduzir a ansiedade e estimular a continuidade do tratamento.

No que se refere aos ansiolíticos, particularmente os benzodiazepínicos, sua ação se dá aumentando a atividade do neurotransmissor GABA, que tem um efeito inibitório no sistema nervoso central. Substâncias como o diazepam oferecem alívio rápido em situações de crise, mas o uso prolongado pode acarretar dependência e a necessidade constante de aumentar a dose para obter os mesmos efeitos. Aqui, mais uma vez, se apresenta ao farmacêutico o desafio de educar o paciente sobre o uso seguro desses medicamentos, promovendo a conscientização sobre as potencialidades dos riscos de dependência, especialmente em terapias contínuas.

Os antipsicóticos, por sua vez, englobam uma vasta gama, divididos entre típicos e atípicos. A clorpromazina, um dos antipsicóticos típicos, é eficaz no controle de sintomas positivos da esquizofrenia, mas frequentemente está associada a efeitos colaterais que incluem o desenvolvimento de Síndrome Extrapiramidal. Essa preocupação leva a emergir a classe dos antipsicóticos atípicos, que visam não só tratar os sintomas positivos, mas também melhorar a resposta emocional, prevendo uma qualidade de vida melhor para o paciente. Contudo, os efeitos colaterais como ganho de peso, diabetes, e alterações metabólicas não podem ser desconsiderados. Deve aqui o farmacêutico atuar proativamente, monitorando mais de perto essas reações adversas e trabalhando em conjunto com o paciente para ajustar os tratamentos conforme necessário.

Por fim, os estabilizadores de humor, como o lítio, destacam-se na terapia do transtorno bipolar. Aportando maior equilíbrio ao humor, o lítio entretanto requer vigilância constante quanto aos níveis plasmáticos, dada sua estreita margem terapêutica. O conhecimento profundo sobre a farmacocinética e farmacodinâmica desses medicamentos é crucial, permitindo ao profissional não apenas aplicar as práticas corretas, mas também traduzir a relevância e a segurança do uso dos fármacos em linguagem acessível ao paciente.

Cada interação entre farmacêuticos e pacientes deve refletir a complexidade dos medicamentos psicotrópicos, mas também deve haver clareza sobre os efeitos colaterais que podem surgir. A individualização do tratamento, com estratégias que considerem tanto o perfil genético quanto a história clínica do paciente, é um aspecto que não pode ser negligenciado. Testes genéticos, por exemplo, podem oferecer ao farmacêutico insights sobre como um paciente pode responder a determinados medicamentos, fazendo com que a escolha terapêutica seja não apenas eficaz, mas adaptada às necessidades únicas de cada indivíduo.

Assim, a prática da farmacoterapia em saúde mental se apresenta rica e multifacetada. Cada medicamento pode oferecer uma possibilidade de recuperação e estabilização, mas cada paciente traz dentro de si a singularidade de suas histórias e experiências. A missão do farmacêutico, então, não se limita apenas ao ato de prescrever ou ajustar medicações, mas se amplia á criação de uma conexão humana fortalecido pelo entendimento e pela empatia. A saúde mental, em toda a sua complexidade, aguarda uma abordagem que integre saber técnico às narrativas que moldam a vida de cada paciente. E é aí que o trabalho humano do farmacêutico se torna indispensável, sendo ele a ponte entre a ciência e a vida.

A atuação do farmacêutico na promoção do uso seguro e eficaz dos medicamentos psicotrópicos transcende a simples dispensação. É um papel que exige conhecimento técnico, habilidades interpessoais e compromisso com a educação em saúde. O farmacêutico deve se posicionar como um agente de transformação, proporcionando não apenas a medicação, mas também orientação e suporte aos pacientes e seus familiares durante o tratamento.

O primeiro passo nesse processo é garantir a adesão ao tratamento. Avaliar se o paciente está seguindo corretamente a terapia prescrita é crucial. Isso envolve uma comunicação franca e aberta, onde o farmacêutico deve encorajar o paciente a compartilhar quaisquer dificuldades que esteja enfrentando. Frases simples como "Como você tem se sentido com a medicação?" podem abrir portas para discussões significativas, revelando não apenas a eficácia do tratamento, mas também possíveis efeitos colaterais que o paciente pode não estar relacionando diretamente à medicação. Essa abordagem não só esclarece a situação, mas também valida os sentimentos do paciente, reforçando a confiança no relacionamento profissional.

Além disso, a identificação de interações medicamentosas potenciais é uma responsabilidade chave do farmacêutico. A polifarmácia, comum entre muitos pacientes com condições de saúde mental, exige vigilância constante. A compreensão profunda dos medicamentos que o paciente está utilizando, junto a um diálogo ativo e informativo sobre quaisquer novas medicações ou terapias alternativas que estejam sendo introduzidas, é essencial. O farmacêutico deve ser capaz de realizar uma revisão crítica da medicação, instando o paciente a sempre relatar mudanças em sua terapia. Não raro, a interação inadvertida entre psicofármacos e outros tratamentos pode levar a emergências clínicas. Portanto, a proatividade nesse aspecto é determinante para garantir a segurança do paciente.

O suporte emocional é outra face da atuação farmacêutica que não deve ser subestimada. Oferecer um espaço seguro para que os pacientes possam expressar suas ansiedades e preocupações faz parte de um atendimento humanizado. O farmacêutico, ao demonstrar empatia e compreensão, se transforma em um apoio muitas vezes crucial na jornada do paciente em busca de saúde mental. Como exemplo, é possível implementar intervenções simples, como sugestões de técnicas de relaxamento ou incentivar a prática de atividades físicas, que podem contribuir significativamente para o bem-estar do paciente.

Com relação às intervenções práticas, a revisão da medicação deverá ser realizada frequentemente, buscando não apenas a otimização do tratamento, mas também uma compreensão mais ampla do impacto que a terapia está tendo na vida do paciente. Entre considerações importantes, destacam-se a análise de novos sintomas, a avaliação da qualidade do sono e o monitoramento do humor. Cada um desses elementos fornece pistas sobre a eficácia do tratamento e permite ajustes necessários para alcançar o equilíbrio desejado.

Em suma, a abordagem farmacêutica em saúde mental requer mais do que conhecimento técnico; ela demanda compromisso com o cuidado humano. As recomendações e intervenções realizadas pelo farmacêutico devem sempre buscar a individualização do tratamento e considerar as particularidades de cada paciente, um elemento que pode ser vital na eficácia das terapias psicotrópicas. O profissional que se dedica a realmente entender e apoiar seus pacientes está não apenas ampliando as chances de recuperação, mas também contribuindo para uma experiência de cuidado mais satisfatória e enriquecedora. A jornada do paciente na saúde mental não é fácil, mas com o auxílio e a orientação adequados, pode ser muito mais gentil e eficaz.

Capítulo 6: Monitoramento e Acompanhamento do Tratamento

Importância do Monitoramento no Tratamento Farmacológico

O monitoramento no tratamento farmacológico com medicamentos psicotrópicos assume um papel fundamental na trajetória de recuperação dos pacientes. Esta prática não deve ser vista apenas como um cumprimento de formalidades ou uma rotina burocrática, mas sim como um compromisso ativo com a saúde do indivíduo que se encontra em tratamento. Compreender a relevância desse monitoramento é essencial, uma vez que ele permite que o farmacêutico desempenhe um papel proativo nas jornadas de saúde mental, refletindo diretamente na eficácia do tratamento e na qualidade de vida do paciente.

Nos encontros de acompanhamento, o farmacêutico torna-se um observador atento, cuidadosamente avaliando o progresso do paciente e se ele está realmente experimentando os benefícios esperados da medicação. É um convite à abertura do diálogo, onde o feedback do paciente é essencial. Através de perguntas sensíveis, como "Tem notado alguma mudança no seu humor ou na sua rotina?", o profissional consegue captar nuances que talvez não sejam observadas em consultórios tradicionais. Essas entrevistas clínicas servem para identificar não só a adesão ao tratamento, mas também as possíveis barreiras que o paciente enfrenta, proporcionando um espaço em que suas preocupações e experiências se tornam a prioridade.

Além das conversas individuais, o farmacêutico pode lançar mão de escalas de avaliação de sintomas, ferramentas que oferecem uma visão quantitativa da evolução do tratamento. Aplicações simples e diretas dessas escalas podem proporcionar um panorama mais amplo, ajudando a esclarecer se as expectativas estão alinhadas com a realidade do tratamento. Através do acompanhamento constante dessas medições, o farmacêutico consegue ajustar as intervenções conforme necessário, sempre em busca de uma personalização no tratamento que respeite a individualidade do paciente.

É imperativo ressaltar que o monitoramento não diz respeito apenas à eficácia dos medicamentos, mas também aos efeitos colaterais que podem surgir ao longo do uso. Muitas vezes, os pacientes relutam em discutir as reações adversas que experimentam, temendo que isso signifique a interrupção do tratamento ou que suas preocupações sejam minimizadas. O farmacêutico, ao cultivar um ambiente de confiança, torna-se uma figura acessível, um aliado que pode orientar o paciente nas melhores formas de relatar suas experiências, aumentando, assim, a probabilidade de surgirem conversas significativas. O manejo de efeitos colaterais, quando bem comunicado e compreendido, pode muitas vezes ser a chave para a continuidade do tratamento e a adesão.

O compromisso com um monitoramento contínuo visa, acima de tudo, garantir que o paciente não se sinta abandonado em sua jornada. Neste contexto, o papel do farmacêutico se expande: ele não é apenas um especialista em medicamentos, mas um facilitador da comunicação e um defensor dos direitos do paciente, assegurando que as intervenções farmacológicas sejam adequadas, seguras e, acima de tudo, humanas.

O trabalho do farmacêutico se estende, assim, além da mera prescrição de medicamentos. Ele se torna um protagonista nesse cenário complexo, onde o entendimento emocional e a atenção às nuances da vida do paciente se tornam igualmente importantes. Por meio de um monitoramento eficaz e compassivo, a jornada pela saúde mental se torna não apenas uma busca por eficácia farmacológica, mas um relato vivo e interativo, refletindo os altos e baixos da experiência humana. É uma dança delicada entre ciência e sensibilidade, onde cada passo dado em harmonia amplia as possibilidades de recuperação e de vida plena.

Gestão de Interações Medicamentosas e Efeitos Colaterais

A gestão de interações medicamentosas representa um aspecto fundamental na prática do farmacêutico, especialmente quando se trata de medicamentos psicotrópicos. O uso simultâneo de múltiplas medicações, comum entre pacientes com condições psiquiátricas, pode levar a potenciais riscos que exigem uma vigilância e um planejamento cuidadosos. Cada interação pode modificar os efeitos terapêuticos esperados e, mais importante, aumentar a possibilidade de efeitos adversos que impactam diretamente a saúde e o bem-estar do paciente.

Quando um paciente inicia um tratamento, o farmacêutico deve fazer uma revisão minuciosa do histórico de medicamentos. Perguntas detalhadas sobre outros tratamentos que o paciente está realizando, assim como o uso de suplementos e fitoterápicos, são cruciais. Um exemplo prático disso envolveu um paciente que começou a usar um antidepressivo e inadvertidamente informou ao farmacêutico que estava tomando um anticoagulante. O potencial de interação entre esses dois medicamentos poderia levar a complicações sérias e, como resultado, o farmacêutico foi capaz de intervir antes que um problema se desenvolvesse.

Além disso, é essencial que o farmacêutico se posicione como educador do paciente em relação a possíveis efeitos colaterais das medicações. Compreender as reações adversas comuns e as estratégias para mitigá-las é vital. O diálogo aberto possibilita que o paciente saiba que experiências como sonolência, boca seca ou náuseas são reações que podem ocorrer, mas que existem maneiras de lidar com elas. Por exemplo, sugerir ao paciente que beba mais água ou que consulte seu médico sobre a possibilidade de ajustar a dosagem pode aliviar desconfortos e melhorar sua adesão ao tratamento.

A comunicação constante e o incentivo para que os pacientes relatem qualquer reação inesperada são indispensáveis. Uma das maneiras de fomentar essa comunicação é a utilização de ferramentas como diários de medicação, onde o paciente pode registrar seus sintomas diários e possíveis reações aos medicamentos. Esse tipo de instrumento não apenas auxilia o paciente a manter um controle sobre seu tratamento, mas também proporciona ao farmacêutico valiosos dados que podem ser discutidos nas consultas.

As escalas de avaliação de sintomas também desempenham um papel significativo na condução de um acompanhamento mais eficaz. Esses instrumentos permitem observações quantitativas que fazem com que tanto o profissional quanto o paciente possam visualizar melhorias ou agravamentos nos sintomas. Quando um paciente participa ativamente desse processo, sua confiança na terapia se intensifica, gerando um laço de respeito e colaboração com o farmacêutico.

No contexto da gestão de efeitos colaterais, cabe ao farmacêutico avaliar e ajustar a terapia quando necessário. Uma intervenção qualitativa poderia ser a troca de um medicamento por outro com um perfil de efeitos colaterais mais favorável. Isso não apenas demonstra o comprometimento do profissional com o bem-estar do seu paciente, mas também aumentando as chances de sucesso terapêutico a longo prazo.

A eficácia do tratamento com medicamentos psicotrópicos não depende apenas da administração correta das substâncias, mas sim de um envolvimento ativo e contínuo entre o farmacêutico e o paciente. A abordagem proativa na gestão de interações medicamentosas e efeitos colaterais pode evitar complicações e garantir que a terapia não apenas produza resultados clínicos, mas que também respeite a vida e as experiências do indivíduo. Assim, o farmacêutico não é apenas um dispensador de medicamentos, mas um verdadeiro aliado na jornada pela saúde mental, estendendo as mãos para guiar e apoiar o paciente em cada passo do caminho.

Avaliação da Adesão ao Tratamento

A avaliação da adesão ao tratamento é um dos pilares fundamentais na farmacoterapia em saúde mental. A adesão, entendida como a capacidade do paciente de seguir rigidamente as orientações relativas ao uso de medicamentos, não se refere apenas à ingestão correta dos fármacos, mas engloba também a compreensão das necessidades do tratamento, a internalização da experiência terapêutica e a disposição para manter um compromisso saudável com o processo. Aqui, o papel do farmacêutico se torna ainda mais crucial, cheio de nuances que exigem sensibilidade e empatia.

Estabelecer uma comunicação aberta com o paciente é o primeiro passo para promover a adesão. É fundamental utilizar perguntas abertas que incentivem a conversa. Questões como "Como você tem se sentido em relação à medicação?" ou "Nota alguma dificuldade no dia a dia por conta dos remédios?" são importantes para que o paciente se sinta à vontade para compartilhar suas experiências, preocupações e sentimentos. Esse diálogo não apenas fortalece a relação de confiança, mas também oferece ao farmacêutico informações valiosas sobre como o tratamento está afetando a vida do paciente e que ajustes podem ser necessários para otimizar os resultados.

Adicionalmente, o uso de ferramentas práticas, como diários de medicação ou aplicativos móveis, pode facilitar tanto o monitoramento do uso dos medicamentos quanto a autoavaliação das experiências do paciente. Essas ferramentas permitem que o paciente registre não só a ingestão dos medicamentos, mas também suas reações, humor e eventos cotidianos que possam impactar seu estado mental. Com essa informação em mãos, o farmacêutico pode realizar uma análise mais aprofundada nas consulta e propor mudanças no tratamento sempre que necessário.

A inclusão do paciente na estratégia de adesão é extremamente relevante. O farmacêutico pode empoderar os pacientes ao educá-los sobre a importância de cada medicamento e os potenciais benefícios que eles podem trazer, além dos riscos associados a um uso inconsistente. Desenvolver esse entendimento é uma forma de ajudar o paciente a reconhecer seu papel ativo no tratamento, transformando a medicação em um elemento positivo no gerenciamento de sua saúde mental.

Outro fator importantíssimo a ser considerado nessa avaliação de adesão é a identificação de barreiras. Muitos pacientes podem enfrentar obstáculos relacionados ao empoderamento, como custos, efeitos colaterais ou até mesmo a falta de entendimento sobre o uso correto dos fármacos. O farmacêutico, consciente dessas barreiras, pode atuar como um mediador para encontrar soluções. Por exemplo, sugerir medicamentos genéricos pode aliviar questões financeiras, enquanto uma discussão aberta sobre os efeitos colaterais pode ajudar a estabelecer expectativas realistas e planos para gerenciar eventuais desconfortos.

O acompanhamento contínuo é a chave que assegura que essas estratégias sejam eficazes. Consultas regulares não servem apenas para avaliar se a medicação está funcionando, mas também para revisar e ajustar as abordagens que foram estabelecidas. A flexibilidade por parte do farmacêutico, em adaptar seu método de abordagem conforme as necessidades e reações do paciente, cria um ambiente propício à adesão.

Em última análise, cultivar uma relação sólida e fundamentada no respeito e na confiança com o paciente é essencial. Essa relação não apenas favorece a adesão, mas também cria uma abordagem mais humanizada e centrada nas necessidades do indivíduo. A jornada do paciente em saúde mental é complexa, e cada passo certeiro que o farmacêutico dá ao lado do paciente pode fazer toda a diferença. O compromisso ativo por parte do farmacêutico em avaliar, entender e apoiar a adesão ao tratamento é não só uma responsabilidade profissional, mas um verdadeiro ato de cuidado que pode impactar de maneira indelével na qualidade de vida do paciente.

Impacto na Qualidade de Vida dos Pacientes

A análise do impacto do tratamento farmacológico na qualidade de vida dos pacientes é um aspecto crítico frequentemente subestimado na prática farmacêutica. Embora a redução dos sintomas constitua um objetivo primordial, entender como esses tratamentos repercutem na vida cotidiana dos indivíduos é igualmente essencial. Não se trata apenas de medir quantas crises de ansiedade um paciente teve, mas sim de avaliar de que forma essas experiências afetam suas interações sociais, sua capacidade de trabalhar, e até mesmo seu prazer em atividades simples.

O farmacêutico assume um papel transformador nesta avaliação, atuando como um facilitador na coleta dessas percepções. Utilizar ferramentas de avaliação de qualidade de vida, como escalas específicas que mensuram bem-estar social e emocional, é uma forma eficaz de capturar o que muitas vezes se esconde sob a superfície das Estatísticas. Ao engajar os pacientes na reflexão sobre seu estado de saúde, promovemos uma abordagem mais centrada na pessoa, o que fortalece a relação de confiança no ambiente farmacêutico.

Conversar sobre qualidade de vida exige sensibilidade, pois muitos pacientes podem sentir-se vulneráveis ao discutir suas dificuldades. Frases como "O tratamento tem feito diferença em sua vida diária?" ou "Você sente que seu humor tem afetado suas relações?" podem abrir portas para um diálogo significativo. Esse espaço seguro proporciona não apenas a troca de informações, mas uma oportunidade de observar se os medicamentos estão se integrando de forma harmoniosa na vida do paciente. A atenção pelas sutilezas do discurso do paciente pode revelar preocupações que ele pode não ter mencionado anteriormente, e essas inquietações precisam ser abordadas com cuidado.

É importante ressaltar que a percepção de qualidade de vida é pessoal. O que pode ser positivo para um paciente pode não ser o suficiente para outro. Portanto, o farmacêutico deve sempre validar as experiências do paciente, mesmo que estas não se encaixem precisamente nos parâmetros objetivos que medimos.

Incentivar o relato dessas vivências humanas pode ser crucial para ajustar o tratamento de forma mais alinhada às necessidades do indivíduo. O diálogo contínuo, reforçado por perguntas abertas, permitirá ao farmacêutico coletar informações valiosas que podem levar a uma melhor compreensão do efeito do medicamento na vida do paciente.

Mulheres e homens, jovens e idosos, todos trarão suas histórias variadas e complexas. Os motivos que os levam a procurar ajuda podem incluir transtornos crônicos de saúde, dificuldades emocionais ou até mesmo reações a novas circunstâncias em suas vidas. Cada um carrega seu fardo e suas esperanças, e é aqui que o papel do farmacêutico se torna essencial ao proporcionar não apenas medicação, mas também uma escuta atenta, um olhar que compreende o todo da vida do paciente.

A efetividade de um tratamento farmacológico vai além do conhecimento técnico dos medicamentos e suas interações. É uma proposta de acompanhamento que reconhece a singularidade de cada ser humano. Por meio desse monitoramento das melhorias percebidas na qualidade de vida, o farmacêutico pode não apenas ajustar as medicações, mas também atuar em estratégias que potencializam o bem-estar do paciente. Isso inclui recomendar atividades que o paciente goste ou incentivar práticas saudáveis que se integrem à sua rotina, fortalecendo sua resiliência e capacidade de enfrentar os desafios da saúde mental.

Portanto, a jornada rumo à recuperação na saúde mental vai se definindo através de um cuidado que não é apenas físico, mas também emocional e social. O farmacêutico, ao ser atento a essas nuances e ao promover um acompanhamento humanizado, transforma a farmácia em um espaço de acolhimento e recuperação. Ao colocar em prática as abordagens descritas e ao ser um aliado na busca pela qualidade de vida, o farmacêutico não só empodera os pacientes, mas também faz do seu ofício um caminho sólido e efetivo para melhor esperança e dinâmica de vida.

Capítulo 7: Estratégias de Educação em Saúde

A educação em saúde mental emerge como um pilar fundamental na promoção do tratamento eficaz e na melhoria da qualidade de vida dos pacientes e suas famílias. Neste contexto, compreender a importância desse aspecto revela-se essencial para qualquer profissional que atua na área da saúde. Quando se fala sobre saúde mental, muitas vezes o estigma e a desinformação não apenas dificultam o acesso ao tratamento, mas também enfraquecem a força de vontade de buscar ajuda. Assim, a educação, compreendida como um processo contínuo de aprendizado e conscientização, orienta os pacientes a entenderem suas condições e a gerenciarem suas experiências de forma mais autônoma e informada.

Um dos benefícios imediatos da educação em saúde mental é o empoderamento. Pacientes que têm acesso a informações claras e verídicas sobre seus medicamentos, como os psicotrópicos, tendem a sentir-se mais confiantes em seu tratamento. Essa confiança contribui para o combate ao estigma, pois o conhecimento faz com que tanto o paciente quanto a família reconheçam que as doenças mentais são condições tratáveis, não diferentes de doenças físicas. Por consequência, a aceitação do tratamento torna-se uma prática mais comum, e a disposição do paciente em relatar suas experiências, incluindo os efeitos colaterais ou as dificuldades encontradas, aumenta significativamente.

Provas da eficácia de programas educativos na saúde mental têm sido corroboradas por diversas pesquisas. Estudos ao redor do mundo demonstram que quando os pacientes participam de grupos informativos ou recebem educação individualizada sobre suas medicações, a adesão ao tratamento melhora em números expressivos. Isso não só se reflete em uma diminuição nos índices de recaída, como também gera um impacto positivo nas interações sociais e na autopercepção do bem-estar. Famílias que estão igualmente incluídas nesse processo educativo tornam-se pilares de apoio, capazes de colaborar com a gestão do tratamento e de fomentar um ambiente mais acolhedor.

É importante enfatizar que a educação em saúde não é uma abordagem estática, mas uma atividade dinâmica que deve se adaptar às necessidades e ao contexto de cada paciente. Cada pessoa traz consigo uma história, crenças e valores que devem ser considerados na hora de se estruturar um programa educativo. Como farmacêuticos, o desafio se apresenta não apenas em transmitir informações, mas em fazer isso de maneira que todos se sintam respeitados em suas individualidades.

No entanto, é curioso refletir sobre o poder que a educação pode ter para transformar a percepção social em torno da saúde mental. Histórias de outros pacientes, testemunhos sobre experiências de superação e relatos confiáveis podem servir como ferramentas poderosas para mudar o olhar da sociedade. Tais narrativas pessoais possuem a capacidade de explorar as dimensões emocionais da luta contra doenças mentais e, ao serem compartilhadas, ajudam a humanizar os desafios enfrentados por tantos indivíduos. Dessa forma, uma comunicação clara e acessível emerge não apenas como uma necessidade, mas como uma verdadeira responsabilidade social de todos que estão envolvidos no cuidado da saúde mental.

Portanto, a educação em saúde mental não é apenas sobre a transmissão inédita de informações. É um compromisso contínuo com a transformação, tanto do indivíduo em tratamento, quanto do ambiente que o rodeia e da sociedade como um todo. O papel do farmacêutico se amplia, passando a incluir não só o ato de aconselhar sobre medicamentos, mas também o envolvimento direto na disseminação do conhecimento que atrai pacientes e suas famílias para uma jornada mais inclusiva e iluminada na busca por saúde e bem-estar.

Materiais e Recursos Educativos

A criação de materiais informativos sobre saúde mental, em especial sobre medicamentos psicotrópicos, é uma estratégia que se mostra não apenas necessária, mas essencial na missão do farmacêutico de educar os pacientes e suas famílias. Esses materiais têm o poder de empoderar, proporcionando informações claras e objetivas que auxiliem na compreensão e na aceitação dos tratamentos. Folhetos, cartazes e guias online servem como instrumentos de apoio que desmistificam o uso de medicamentos, explicando seus efeitos, indicações e possíveis reações adversas, permitindo que o paciente se sinta seguro e informado.

Uma das melhores práticas ao desenvolver tais materiais é a utilização de uma linguagem acessível e envolvente. Ao criar conteúdos, o farmacêutico deve ter em mente as diversas faixas etárias e níveis de compreensão do seu público. Por exemplo, ao trabalhar com adolescentes, um material mais dinâmico e visual, repleto de ilustrações e exemplos práticos, pode atrair a atenção e facilitar a assimilação do conteúdo. Já no caso de pacientes mais idosos, uma abordagem que utilize uma linguagem clara, com explicações completas e diretas, respeitando sua experiência de vida, pode ser mais eficaz.

Além disso, o uso de tecnologias digitais se torna uma ferramenta poderosa para disseminar informação. Aplicativos e websites que centralizem informações sobre saúde mental são de fácil acesso e podem ser utilizados tanto por pacientes quanto por seus familiares. Por meio dessas plataformas, é possível disponibilizar conteúdos atualizados sobre medicamentos, vídeos explicativos e até fóruns de discussões, onde os usuários podem interagir e esclarecer suas dúvidas. Essa interação online vai ao encontro da necessidade de um espaço seguro e acolhedor, onde as pessoas sintam-se confortáveis para buscar conhecimento.

Paralelo a isso, ao elaborar conteúdos informativos, é imprescindível que se priorizem a clareza e a transparência. Os pacientes devem ser informados de maneira direta não apenas sobre os benefícios dos medicamentos que estão utilizando, mas também sobre os riscos de maneira que eles possam entender. Assim, ao invés de usar termos técnicos que podem gerar confusão, o farmacêutico deve optar por explicações detalhadas. Por exemplo, ao falar sobre os efeitos colaterais de um antidepressivo, é valioso explicar como e por que esses sintomas podem ocorrer e o que pode ser feito para manejá-los.

Promover esse tipo de conhecimento não apenas contribui para a adesão ao tratamento, mas também transforma a percepção que os pacientes têm sobre suas condições de saúde.

Um paciente que compreende os aspectos técnicos de sua medicação e que se sente amparado por informações precisas e bien estruturadas estará mais propenso a agir de forma proativa em relação ao seu tratamento. E, nesse contexto, o farmacêutico se estabelece como um orientador e mentor, sendo capaz de liderar uma caminhada em direção a uma saúde mental mais saudável e empoderada.

Dessa forma, a dedicação na criação de materiais e recursos educativos aponta um caminho para uma prática mais inclusiva e informativa, onde o conhecimento se torna uma aliada na busca por bem-estar. Ao torná-los acessíveis e atraentes, o farmacêutico não só cumpre sua função educativa, mas também se responsabiliza pela evolução social e pela desestigmatização da saúde mental, iluminando um caminho de esperança e recuperação.

Oficinas e palestras sobre saúde mental são estratégias eficazes para disseminar informações e fomentar um espaço de diálogo e aprendizado. Pensar em realizar eventos desse tipo em comunidades, escolas e centros de saúde é uma abordagem que pode trazer grandes benefícios. A interação é uma ferramenta poderosa, pois permite que os participantes expressem suas dúvidas e experiências de forma direta, criando um ambiente mais aberto e acolhedor. Ao propor essas atividades educativas, é essencial criar um espaço onde todos se sintam à vontade para compartilhar suas inquietações.

As dinâmicas utilizadas nas oficinas devem ser cuidadosamente planejadas para que seus temas centrais, como a prevenção e o manejo de crises, se tornem abordáveis e significativos. Introduzir atividades práticas, como simulações de situações de crise, pode ser transformador. Por exemplo, ao permitir que os participantes vivenciem discussões sobre como lidar com momentos difíceis, não apenas os empoderamos em relação ao seu bem-estar, mas também criamos um senso de comunidade. Este tipo de educação experiencial ajuda as pessoas a se sentirem mais preparadas para enfrentar desafios e a buscarem suporte quando necessário.

Um dos aspectos mais valiosos das oficinas é a oportunidade de aprender com os estudos de caso. Apresentar histórias reais de indivíduos que enfrentaram desafios semelhantes pode impactar profundamente os participantes. Através desses narrativas, é possível mostrar não apenas a luta e a dor, mas também os caminhos de superação e as estratégias que foram eficazes. Esse contato humanizado com a experiência do outro cria uma conexão que pode ser muito mais empática e educativa do que simplesmente transmitir informação técnica.

Um estudo de caso com resultados notáveis ocorreu em uma escola localizada em um bairro com alta incidência de problemas de saúde mental. Ao implementar um programa de oficinas que abordava a ansiedade e a depressão, os alunos não apenas ganharam conhecimento, mas também habilidades para ajudar uns aos outros. O resultado foi uma melhora notável no clima escolar, com alunos se sentindo mais à vontade em buscar ajuda e apoiar seus colegas em momentos difíceis. Este exemplo ilustra como a educação sobre saúde mental não só transforma a vida dos indivíduos, mas também reverbera positivamente no ambiente social.

Outro aspecto interessante de se considerar nas oficinas e palestras é a possibilidade de envolvimento das famílias nesse processo educativo. Ao incluir os familiares nas discussões, não apenas ampliamos o alcance da educação em saúde mental, mas também fortalecemos o suporte que os pacientes recebem em casa. Famílias educadas sobre os desafios que seus entes queridos enfrentam são mais capazes de oferecer suporte e compreensão, criando um ciclo de cuidado que promove a saúde mental de maneira coletiva.

Promover um espaço para a transformação social e a desestigmatização da saúde mental é uma responsabilidade compartilhada, onde o farmacêutico pode desempenhar um papel fundamental como facilitador de conhecimento. Ao trabalhar em colaboração com outras instituições e profissionais, o farmacêutico não apenas enriquece suas práticas, mas também contribui para a construção de uma comunidade mais informada e saudável. Essa troca de saberes e experiências é a essência do que significa atuar em saúde mental: é olhar além das funções técnicas e administrativas e adotar uma postura de educação e inclusão.

Assim, as oficinas e palestras sobre saúde mental não são meras formalidades; são verdadeiros esforços em prol de um futuro em que a saúde mental seja compreendida e respeitada. Implementar esse tipo de estratégia educativa se revela uma jornada valiosa para cada participante, promovendo não apenas conhecimento, mas esperança e um novo olhar sobre o cuidado em saúde mental. Com isso, a atuação do farmacêutico se torna não apenas um papel clínico, mas um chamado social que pode impactar vidas e comunidades de maneira duradoura.

Colaboração e Responsabilidade Social do Farmacêutico

A atuação do farmacêutico transcende as fronteiras do simples fornecimento de medicamentos. Ele se posiciona como um educador essencial em saúde mental, um agente que contribui para a desmistificação de questões frequentemente cercadas por estigmas e desinformação. A educação em saúde mental é uma ferramenta poderosa, que pode transformar a forma como pacientes e suas famílias compreendem e lidam com as condições de saúde mental. Nesse contexto, a colaboração com diferentes setores e instituições é fundamental para amplificar essa educação.

O farmacêutico pode alavancar parcerias com associações de pacientes, escolas, universidades, e instituições de saúde para expandir o alcance das estratégias educativas. Essas colaborações são oportunidades únicas para compartilhar conhecimentos e recursos, criando um ambiente onde informações valiosas e necessidades específicas podem ser abordadas de forma conjunta. Por exemplo, uma campanha educativa sobre ansiedade promovida em colaboração com escolas pode ajudar não apenas os alunos, mas também seus familiares a entenderem as características, sintomas e formas de manejo da condição.

Além disso, a inclusão de familiares no processo educativo é uma estratégia eficaz e vital. Quando os familiares são educados sobre as doenças mentais e a importância da adesão ao tratamento, eles se tornam aliados indispensáveis na jornada de recuperação dos pacientes. O farmacêutico, ao proporcionar a eles ferramentas de compreensão, pode facilitar um suporte emocional e prático, essencial para o sucesso da terapêutica. Com um familiar bem informado, o paciente só ganha em termos de apoio e incentivo, fazendo com que o cuidado em saúde mental seja um esforço coletivo.

É preciso também refletir sobre a responsabilidade social do farmacêutico. Na prática, isso implica a promoção do diálogo aberto e transparente sobre saúde mental, bem como a capacidade de se posicionar contra o estigma. Essa responsabilidade se estende além do ambiente clínico e se infiltra na comunidade. O farmacêutico precisa ser uma figura proativa nas discussões sobre saúde mental, promovendo a informação e o conhecimento. Realizar palestras em espaços comunitários ou participar de eventos de saúde são exemplos concretos de como essa presença pode ser benéfica.

Iniciativas voltadas à conscientização podem gerar um efeito multiplicador. Quando um membro da comunidade entende a importância da saúde mental e a relevância de buscar ajuda, esse conhecimento é transferido para outros, criando um espiral positivo de informação e suporte. Aqui, o farmacêutico deixa de ser um mero prestador de serviços de saúde e passa a ser um membro ativo da comunidade, influenciando comportamentos e atitudes de forma significativa.

Por fim, a atuação do farmacêutico em saúde mental deve ser guiada pelo princípio de que o conhecimento é um bem a ser compartilhado e democratizado. Promover um ambiente onde o aprendizado e a informação fluem livremente é fundamental para a construção de uma sociedade mais saudável, onde as questões de saúde mental sejam tratadas com a seriedade e dignidade que merecem. Ao assumir esse papel de educador, o farmacêutico não só fortalece sua prática profissional, mas também contribui para o bem-estar coletivo, reafirmando que a saúde mental é uma responsabilidade compartilhada por todos. Em última análise, essa transformação tem o poder de gerar um impacto duradouro, tanto na vida dos indivíduos atendidos quanto na saúde da comunidade como um todo.

Capítulo 8: Psicofarmacologia Colaborativa

A colaboração interprofissional surge como um elemento transformador na saúde mental, destacando-se como uma sinergia essencial para a eficácia dos tratamentos. Quando farmacêuticos, médicos, psicólogos e outros profissionais de saúde trabalham juntos, o impacto na jornada do paciente é indiscutivelmente positivo. Esta interação não apenas aprimora a experiência do paciente, mas também eleva a efetividade do tratamento, proporcionando um cuidado mais holístico e abrangente.

A psicofarmacologia colaborativa é definida como a prática que une diferentes especialidades na administração e acompanhamento de medicamentos psicotrópicos. Diferente da abordagem tradicional, que muitas vezes é marcada por iniciativas isoladas por parte dos profissionais de saúde, essa prática multidisciplinar envolve a comunicação constante e a trocas de informações entre os membros da equipe. Ao compartilhar conhecimentos e experiências, é possível otimizar a escolha e a dosagem dos medicamentos, ampliando o potencial de sucesso do tratamento.

É notável como essa colaboração transforma não só o olhar dos profissionais sobre o sistema de saúde, mas também a perspectiva dos pacientes diante de suas condições. Quando o cuidado é construído em equipe, os pacientes frequentemente relatam um maior nível de satisfação e segurança em relação ao tratamento. Sentem-se menos como meros receptores de tratamentos e mais como participantes ativos em sua própria trajetória de saúde. Essa mudança de paradigma contribui para um ambiente onde as famílias também se tornam parte integral do cuidado.

A adoção da psicofarmacologia colaborativa não é apenas uma opção; é uma necessidade no cenário atual da saúde mental. Em um mundo marcado pela complexidade das condições mentais, a interprofissionalidade se apresenta como um caminho viável para enfrentar os desafios. Reconhecer a diversidade de habilidades e conhecimentos de cada especialidade enriquece o tratamento, promovendo com mais eficácia a saúde do paciente. É através da colaboração que se criam novas perspectivas e abordagens inovadoras que têm tudo para moldar um futuro promissor para a saúde mental.

Portanto, ao discutirmos a importância da colaboração interprofissional, é crucial que todos os atores envolvidos estejam comprometidos não só com o processo clínico, mas também com um ensino contínuo e aprimoramento na prática. Isto implica em abrir um espaço seguro para discussões e feedback, onde a vulnerabilidade e a honestidade se tornam alicerces de um trabalho conjunto. Ao final do dia, o incremento da saúde mental vai além das medicações — trata-se de um compromisso ético com a vida e o bem-estar de cada indivíduo.

Estabelecendo uma comunicação clara e produtiva entre os profissionais de saúde é o primeiro passo para uma colaboração eficaz. A integração dos saberes deve ocorrer de maneira fluida, onde farmacêuticos, médicos, psicólogos e outros integrantes da equipe multidisciplinar se sintam à vontade para compartilhar informações cruciais sobre o estado do paciente e suas necessidades específicas. Para dar suporte a essa interação, o uso de ferramentas como prontuários eletrônicos compartilhados se revela transformador. Esses sistemas permitem que cada membro da equipe tenha acesso em tempo real às informações relevantes, promovendo a continuidade do cuidado e evitando brechas na comunicação que poderiam comprometer a saúde do paciente.

A promoção de reuniões interdisciplinares regulares é um elemento vital. Nesses encontros, os profissionais podem discutir casos específicos, abordar desafios comuns e elaborar estratégias conjuntas. Imagine uma sala em que todos os colaboradores estão cientes de suas atribuições e, mais importante, do papel do outro. Isso cria um ambiente em que o paciente é visto em sua totalidade, e não apenas sob a ótica da especialização de cada profissional. Um exemplo prático desse modelo pode ser encontrado em instituições de saúde que implementaram reuniões mensais, permitindo que as perspectivas de cada profissional se unam para formular um plano de tratamento personalizado e mais eficaz.

Um relato poderoso é o de uma clínica psiquiátrica que adotou esse método de trabalho colaborativo. Os médicos e farmacêuticos, em suas sessões semanais, passaram a compartilhar informações sobre os tratamentos e seus respectivos efeitos, o que não só melhorou a adesão dos pacientes às terapias, mas também proporcionou um ambiente onde os profissionais aprendiam uns com os outros. A experiência resultou em um aumento significativo na satisfação dos pacientes, com relatos de uma percepção mais positiva do tratamento e da equipe de saúde.

Discorrendo sobre modelos de trabalho de sucesso, é importante destacar a prática do "case management", onde um profissional designado – geralmente um enfermeiro ou farmacêutico – atua como elo entre diferentes especialistas, coordenando ações e facilitando a comunicação. Este modelo permite uma visão unificada do paciente, garantindo que todos os aspectos de seu tratamento sejam considerados. A literatura revela que pacientes que se beneficiam desse tipo de abordagem experimentam taxas de re-hospitalização inferiores, destacando a relevância da colaboração em suas jornadas de recuperação.

Além disso, a construção de canais de comunicação informais, como grupos de WhatsApp ou chats internos, pode também desempenhar um papel importante na agilidade das trocas de informações. Esses meios proporcionam um espaço onde pequenas dúvidas podem ser dirimidas rapidamente, facilitando o fluxo de informações em momentos críticos. No entanto, é fundamental que essas interações informais sejam respeitosas e organizadas, assegurando que o foco permaneça nas necessidades do paciente.

Assim, o entendimento e a prática da colaboração interpessoal na psicofarmacologia trazem benefícios evidentes não só no plano clínico, mas também na experiência sentida pelo paciente. A jornada de um indivíduo em busca de saúde mental torna-se menos solitária e mais integrada, permitindo que ele sinta o suporte de uma equipe coesa e comprometida. Essa é a essência da psicofarmacologia colaborativa: unir forças para um cuidado mais humano, empático e eficiente.

Estudos de Caso em Psicofarmacologia Colaborativa

Um dos exemplos mais inspiradores da psicofarmacologia colaborativa pode ser encontrado em uma clínica psiquiátrica de uma grande cidade, onde a equipe multidisciplinar se uniu em um esforço comprometido para oferecer um tratamento mais integrado e eficaz. Neste cenário, um paciente específico, João, um homem de 32 anos que lidava com uma grave depressão e crises de ansiedade, tornou-se o foco de um estudo de caso revelador.

João, ao longo de anos, havia passado por diferentes especialistas, cada um abordando sua condição a partir de sua própria perspectiva, resultando em uma desarticulação no tratamento. Ele se sentia perdido e sem esperança, já que cada vez que parecia haver uma melhora, as recaídas eram ainda mais intensas. Quando a clínica adotou um modelo de psicofarmacologia colaborativa, os profissionais decidiram que a abordagem precisava mudar. Assim, um farmacêutico, um psiquiatra e um psicólogo se reuniram para desenvolver um plano de cuidado que integrasse a medicação com terapias complementares.

No início do trabalho colaborativo, informações vitalmente necessárias foram compartilhadas. O farmacêutico, conhecedor aprofundado sobre os medicamentos que João utilizava, apresentou uma análise detalhada sobre as interações entre os diversos psicotrópicos e os possíveis efeitos colaterais. Isso não apenas auxiliou na escolha do medicamento mais adequado, mas também permitiu que o psicólogo ajustasse suas técnicas terapêuticas para abordar as questões que estavam mais diretamente relacionadas aos efeitos da medicação. A troca de experiências no cuidado do João, ao invés de uma abordagem linear e fragmentada, proporcionou um tratamento mais coeso e centrado no paciente.

O impacto dessa mudança foi quase imediato. João começou a relatar uma sensação de maior empoderamento e envolvimento em seu tratamento. Com o apoio dos profissionais que se comunicavam frequentemente e a troca de feedbacks nas reuniões semanais, ele pôde expressar suas preocupações sobre os efeitos colaterais que estava sentindo, facilitando ajustes em sua medicação de uma forma que, anteriormente, nunca havia sido possível em suas idas isoladas a especialistas.

Além dos resultados clínicos visíveis, como a redução da frequência das crises de ansiedade, houve um significativo aumento na satisfação de João com o atendimento recebido. Ele sentia que, pela primeira vez, estava sendo escutado e que sua voz tinha relevância no processo de recuperação. As famílias de pacientes nessa clínica, como no caso de João, também começaram a ser incluídas nas discussões. Elas passaram a receber informações e apoio, o que também se traduziu na melhora da dinâmica familiar e na criação de um espaço mais acolhedor para discutir saúde mental.

Outro estudo de caso bem-sucedido ocorreu em uma unidade de saúde mental que implementou um programa de "case management". Nesse modelo, um farmacêutico foi designado como o principal responsável pela coordenação do cuidado. Junto a ele, um médico e um terapeuta ocupacional mantinham uma comunicação frequente, discutindo as necessidades e as condições de cada paciente. Este sistema de comunicação ágil resultou na redução de internações e na melhoria dos índices de adesão ao tratamento.

Maria, uma jovem de 25 anos com transtorno bipolar, foi uma das beneficiadas por esse modelo. Inicialmente, ela tinha dificuldades em manter a rotina de medicação devido aos seus altos e baixos emocionais. Com o apoio estruturado do farmacêutico, que havia se tornado seu ponto de contato, Maria começou a reportar seus sentimentos e a expressar suas dificuldades. Esse diálogo contínuo possibilitou que os profissionais ajustassem a dosagem de seus estabilizadores de humor e introduzissem atividades terapêuticas, alinhando sua medicação às necessidades emocionais que ela apresentava.

Os resultados foram surpreendentes; Maria relatou um aumento na estabilidade emocional e frequentemente mencionava estar mais disposta a participar das atividades sugeridas pela equipe. O envolvimento dela, não só com os profissionais de saúde, mas também com outros pacientes em grupos de apoio, mostrou-se vital para fortalecer suas redes sociais e comunitárias.

Esses relatos refletem como a colaboração entre profissionais de saúde pode redefinir a experiência de tratamento. Quando a troca de informações opta por promover o entendimento e o acolhimento, os resultados vão além de métricas quantitativas, transformando a vida de indivíduos que, antes, se sentiam incapazes de lidar com suas condições de saúde mental.

Refletindo sobre os resultados desses estudos de caso, é evidente que a colaboração interpessoal não só influencia os resultados clínicos, mas também alimenta a relação de confiança entre os pacientes e a equipe de saúde. Para os profissionais, a experiência compartilhada e a constante troca de conhecimento atuam como uma fonte de aprendizado mútuo. Este cenário propõe um fortalecimento da saúde mental coletiva, onde a interprofissionalidade não é apenas uma prática de trabalho, mas sim uma filosofia de cuidado.

Desafios e Oportunidades na Colaboração

A psicofarmacologia colaborativa, em sua essência, é um convite ao trabalho conjunto, mas esse convite não vem sem um conjunto de desafios. Identificar e reconhecer as barreiras que podem obstruir essa colaboração é o primeiro passo para superá-las. Um dos principais obstáculos é a falta de formação interprofissional entre os profissionais de saúde. Muitas vezes, médicos e farmacêuticos são treinados em disciplinas que não priorizam a comunicação ou a colaboração, resultando em uma visão fragmentada do tratamento. Essa lacuna na formação pode criar uma percepção errônea de que cada profissão deve operar em sua própria bolha, negligenciando os benefícios da colaboração.

As barreiras de comunicação também se destacam como um desafio significativo. Em um ambiente multifuncional, onde as informações precisam fluir rapidamente entre os membros da equipe, uma comunicação ineficaz pode levar a erros e mal-entendidos. Por exemplo, um paciente que iniciou um novo medicamento pode não ser informado adequadamente sobre os efeitos colaterais ou a necessidade de ajuste de dose devido a uma falha na comunicação entre farmacêuticos e médicos. Essa situação não só compromete a segurança do paciente, mas também mina a confiança na equipe de saúde como um todo.

Porém, diante de todos esses desafios, surgem oportunidades promissoras. A sensibilização acerca da importância da colaboração interprofissional vem ganhando espaço cada vez mais. Iniciativas que incluem treinamentos conjuntos, seminários e workshops, onde todos os profissionais têm a chance de compartilhar suas experiências e aprendizados, podem ser implementadas. Esses espaços de aprendizado mútuo ajudam a dissolver barreiras e a criar um ambiente onde a colaboração se torna não apenas desejável, mas uma segunda natureza.

Por exemplo, a experiência em um ambiente de prática baseada em equipe, onde farmacêuticos, médicos e outros profissionais de saúde se reúnem regularmente para discutir casos clínicos e desenvolver planos de tratamento conjuntos, tem demonstrado resultar em um aumento significativo na satisfação dos pacientes, além de uma melhoria notável nas condições de saúde mental.

Para culminar, é importante refletir sobre o futuro da psicofarmacologia colaborativa. À medida que a compreensão sobre a saúde mental avança, novos modelos de trabalho, tecnologias de comunicação e integrações entre diferentes áreas de conhecimento surgem como promissores aliados. A telemedicina, por exemplo, abre portas para uma comunicação mais eficiente e acessível, permitindo que profissionais de diferentes locais colaborem em tempo real na elaboração de estratégias de intervenção.

Ademais, a construção de confiança mútua entre os membros da equipe é um legado que precisa ser cultivado. O comprometimento com a saúde do paciente deve se sobrepor a quaisquer egos profissionais, criando um ambiente onde todos se sintam valorizados e ouvidos. Essa cultura colaborativa não só beneficia os atuais profissionais, mas também inspirará as futuras gerações a abraçarem a interprofissionalidade como um valor central em suas práticas.

Concluindo, os desafios na colaboração na psicofarmacologia não apenas apontam para áreas que necessitam de aprimoramento, mas também destacam as oportunidades de inovação no modo como a saúde mental é abordada. Ao reconhecer e enfrentar essas barreiras, podemos não apenas melhorar a experiência do paciente, mas também aumentar a eficácia dos tratamentos e promover um futuro mais nutritivo e humano na saúde mental. A interprofissionalidade não é uma opção, mas uma necessidade inadiável na construção de uma abordagem mais eficaz e inclusiva ao cuidado em saúde mental.

Capítulo 9: Inovações e Tecnologias na Farmácia da Saúde Mental

No contexto atual, onde a saúde mental ganhou um protagonismo sem precedentes, as inovações tecnológicas emergem como ferramentas indispensáveis para a promoção do cuidado mais acessível e eficaz. A pandemia trouxe à tona uma série de mudanças e adaptações, que não só destacaram a necessidade de alternativas no atendimento, mas também apontaram para um futuro promissor em que o farmacêutico se posiciona como um agente crucial neste novo cenário.

Com o advento da telemedicina e das soluções de e-health, tornou-se essencial discutir como essas práticas estão se inserindo na rotina do farmacêutico. Essas inovações não são meras tendências passageiras; elas representam uma transformação paradigmática na forma como os serviços de saúde mental são oferecidos. Como podemos aproveitar essa revolução digital para garantir que as intervenções farmacológicas sejam não apenas mais acessíveis, mas também mais bem integradas ao cotidiano dos pacientes?

Neste bloco, exploraremos os milhares de desdobramentos que essas tecnologias oferecem. A telemedicina, por exemplo, definiu novas formas de interação entre pacientes e farmacêuticos, permitindo que consultas sejam realizadas à distância com segurança e eficácia. Esse modelo, ainda que recente, já se mostrou vitorioso em inúmeros casos, oferecendo uma alternativa viável para aqueles que, por diversas razões, não conseguem acessar os serviços de saúde de forma presencial.

Historicamente, as regulamentações que cercam a telemedicina foram-se ajustando para acompanhar essa evolução, permitindo que farmacêuticos se envolvessem ativamente no processo de cuidado mental. As experiências têm mostrado que a comunicação digital não apenas facilita o acesso, mas também incentiva uma adesão ao tratamento mais robusta, onde o farmacêutico se torna um agente ativo na monitoramento e apoio dos pacientes.

Além disso, as ferramentas digitais que vêm sendo desenvolvidas nos últimos anos são um verdadeiro divisor de águas. Aplicativos que monitoram o estado emocional, plataformas que ajudam na gestão de medicamentos, enfim, uma infinidade de recursos que promovem um feedback em tempo real. Essas tecnologias não servem apenas como coadjuvantes, mas como pilares de suporte para que os farmacêuticos tomem decisões clínicas mais assertivas.

Vamos considerar um exemplo ilustrativo: ao longo de um tratamento de um paciente com ansiedade, um aplicativo desenvolvido especificamente para monitorar sintomas pode proporcionar dados que permitem ao farmacêutico ajustar as dosagens de medicamentos com maestria, intervindo precocemente em crises que poderiam ser devastadoras. Esses dados, coletados em tempo real, criam uma rede de suporte robusta que não só melhora a qualidade do cuidado, mas também resgata o sentimento de controle do paciente sobre sua própria saúde.

Falaremos também sobre o futuro destas inovações. O horizonte é vasto e promissor, com tendências que vão além da simples telemedicina, como a farmacogenômica e o uso da inteligência artificial para personalizar tratamentos. A transformação da formação do farmacêutico é uma responsabilidade compartilhada que começará a refletir nas práticas futuras. Portanto, é imprescindível que os farmacêuticos estejam não apenas prontos para se adaptar, mas abertos a integrar essas novas tecnologias em seu dia a dia.

Assim, a exploração deste capítulo revelará como as inovações tecnológicas não apenas moldam a forma de atuar do farmacêutico em saúde mental, mas também oferecem um novo espaço para a reflexão sobre o futuro do cuidado em saúde mental. Onde a tradição se encontra com a modernidade, há um verdadeiro chamado à ação: a necessidade de um compromisso contínuo com a atualização e a formação permanente, garantindo que o farmacêutico se mantenha à frente neste cenário em constante evolução.

No próximo segmento, nos aprofundaremos na telemedicina e nas consultas farmacêuticas à distância, desmistificando esse conceito e apresentando modelos de sucesso que ilustram os desafios e conquistas do farmacêutico nesse novo ambiente digital.

As inovações tecnológicas no campo da saúde mental não só chegaram para fomentar uma nova dinâmica de atendimento, mas também para transformar profundamente o tipo de interação entre farmacêuticos e pacientes. Essa transformação inicia-se no acesso facilitado ao cuidado, permitindo que os pacientes, antes marginalizados pela distância física ou por barreiras estruturais, encontrem um suporte mais próximo e humano.

Com o advento da telemedicina, o farmacêutico passou a desempenhar um papel ainda mais forte na jornada do paciente. Imagine Maria, uma mulher de 45 anos que lida com um transtorno de ansiedade, vivendo em uma região rural onde o acesso a serviços de saúde mental era escasso e demorado. Através da telemedicina, Maria começou a participar de consultas online com um farmacêutico e um psicólogo. Essa integração possibilitou que, em cada sessão, ela pudesse discutir não apenas a medicação, mas também suas experiências emocionais e comportamentais, criando um espaço onde se sentia ouvida e acolhida.

É unânime entre os profissionais da área que a telemedicina não apenas quebra as barreiras geográficas, mas também promove um sentimento de segurança e tranquilidade para os pacientes. A comunicação através de plataformas digitais possui um ritmo que pode ser ajustado ao conforto de cada indivíduo, permitindo que os pacientes expressem suas preocupações sem a pressão que, muitas vezes, o ambiente de um consultório físico pode impor. Um exemplo disso é a prática de usar videoconferências, onde a linguagem corporal e a empatia se conectam, facilitando uma escuta ativa e atenta por parte do farmacêutico.

Além das consultas tradicionais à distância, a introdução de aplicativos de saúde mental fez com que o monitoramento dos sintomas se tornasse uma atividade prática e acessível. Esses recursos podem registrar dados sobre o humor, a frequência das crises e até os efeitos colaterais da medicação em tempo real. Através de uma interface simples, os pacientes fornecem informações valiosas que não apenas informam suas interações com os farmacêuticos, mas permitem uma abordagem proativa no acompanhamento do tratamento.

Os farmacêuticos, munidos de dados concretos coletados por meio desses aplicativos, podem fazer ajustes rápidos e precisos na terapia. Caso um paciente relatar aumento na ansiedade devido a efeitos colaterais de um novo medicamento, por exemplo, o farmacêutico pode intervir imediatamente, consultando de forma multidisciplinar outra área da saúde para revisar as opções disponíveis. Essa possibilidade de interatividade em tempo real gera um impacto significativo na adesão ao tratamento e na sensação de controle por parte dos pacientes sobre sua saúde.

Contudo, é importante não apenas celebrar as conquistas e as facilitações que as tecnologias proporcionam, mas também reconhecer os desafios que elas impõem. A privacidade dos dados, a segurança nas plataformas digitais e a qualidade das informações que circularão nesse novo ambiente precisam ser alvo de ações regulatórias e éticas, garantindo que a inovação não comprometa a integridade do cuidado. Informações confidenciais dos pacientes, se mal administradas, podem gerar situações de vulnerabilidade que contrariam o propósito do cuidado em saúde mental.

Promover um ambiente onde a tecnologia funcione como extensão do cuidado humano é essencial. O farmacêutico, atuando como um elo entre o paciente e o mundo digital, deve ser capaz de conduzir esse processo com responsabilidade, sempre focando no bem-estar e na saúde dos indivíduos que atende. Este comprometimento em unir o que há de mais inovador com a essência do cuidado centrado na pessoa é o grande desafio que se coloca para essa nova era da saúde mental.

À medida que avançamos, refletir sobre como integrar esses novos métodos e ferramentas se torna não somente um objetivo, mas uma estrondosa oportunidade de humanizar ainda mais a prática farmacêutica na saúde mental. Essa transformação deve ser acompanhada por um aprimoramento contínuo das competências profissionais, promovendo um cuidado que funcione tanto na teoria quanto na prática. As inovações tecnológicas são, sem dúvida, o futuro, mas o fio condutor desse progresso precisa ser a conexão humana e a compreensão empática entre profissional e paciente.

A evolução das ferramentas digitais promete uma nova era no cuidado da saúde mental, ampliando significativamente a capacidade do farmacêutico de engajar e monitorar os pacientes. Ao falarmos sobre os aplicativos que tornam possível o acompanhamento emocional e médico, é fundamental reconhecer o papel transformador que essas tecnologias desempenham. Vemos exemplos claros de como a integração de dispositivos móveis e plataformas online não apenas facilita a comunicação, mas também reconfigura a dinâmica de cuidado entre profissionais e pacientes, criando um ambiente de interação mais envolvente e responsivo.

Para ilustrar essa ideia, podemos considerar o caso de Pedro, um paciente que lida com transtorno depressivo maior. Ao longo de seu tratamento, Pedro começou a utilizar um aplicativo que monitorava seu humor, permitia anotar os sintomas e registrar os medicamentos que estava utilizando. Este aplicativo não só fornecia a ele um espaço de reflexão, mas também permitia que seu farmacêutico, através de um painel de controle, acessasse dados importantes sobre a frequência das crises e o impacto dos medicamentos em seu dia a dia. Essa abordagem facilitou uma reunião semanal que se transformou em um verdadeiro estúdio de criação, onde Pedro e seu farmacêutico podiam revisar juntos as informações geradas pelo aplicativo, ajustando dose e periodicidade com muito mais eficácia.

Além disso, as plataformas de saúde digital estão se diversificando. Cada vez mais, encontramos sistemas que oferecem funcionalidades como lembretes de medicação, dicas de autocuidado e até sessões de terapia virtual. Um exemplo recente trouxe à tona como uma consultoria de saúde mental em uma plataforma de e-health tem ajudado pacientes a seguir ativamente suas rotinas de cuidados. Nessa plataforma, os pacientes podem ter acesso a conteúdos educacionais, participar de grupos de suporte e interagir com profissionais de saúde, garantindo que não estejam sozinhos na sua jornada.

Mas o uso dessas tecnologias não é isento de desafios. A diversidade de ferramentas disponíveis requer que o farmacêutico não apenas se adapte e se familiarize, mas também que atue como um guia, ajudando os pacientes a encontrar a melhor forma de utilizá-las para seu desenvolvimento emocional e psicológico. Segurança e privacidade das informações coletadas são preocupações primordiais que precisam ser tratadas com seriedade. Portanto, a responsabilidade do farmacêutico se amplia, tendo em vista a necessidade de manter as informações dos pacientes em sigilo e garantir que os dados sejam utilizados para o bem-estar deles.

Nos últimos anos, uma conversa crescente sobre farmacogenômica entrou no foco das inovações na saúde mental. Esse campo fascinante explora como as diferenças genéticas de cada paciente podem influenciar a resposta a medicamentos psiquiátricos. Com a expansão dessa tecnologia, é possível que futuramente haja testes genéticos que ofereçam informações valiosas para personalizar ainda mais as intervenções farmacológicas, proporcionando uma abordagem verdadeiramente individualizada para cada paciente, o que poderia revolucionar o tratamento de condições psiquiátricas.

Contudo, esse progresso não acontece sem a necessidade de formação. Os farmacêuticos precisam se atualizar constantemente sobre as novas tecnologias, desde software de monitoramento até os desenvolvimentos mais recentes em farmacogenômica. O investimento na capacitação dos profissionais é fundamental para que possam atuar de forma conjunta e integrada em equipes multiprofissionais, aproveitando ao máximo os avanços tecnológicos disponíveis.

Um elemento central que importa nesta discussão é a melhoria contínua da interação humano-tecnologia. O farmacêutico deve se sentir confortável para conduzir essas inovações, mantendo sempre em mente que a essência do cuidado, sobretudo em saúde mental, é humana. Por mais que a tecnologia evolua e se expanda, o elemento central continua sendo a empatia, o acolhimento e a escuta ativa que o farmacêutico oferece aos seus pacientes.

À medida que prosseguimos neste capítulo, continuaremos a adentrar em mais detalhes sobre como essas ferramentas e inovações estão moldando o papel do farmacêutico e transformando a paisagem da saúde mental, sempre voltando nossa atenção para o cerne da prática: a busca por um cuidado mais humano e acessível.

No horizonte da saúde mental, as inovações tecnológicas abrem portas para um futuro que promete não apenas aprimorar o cuidado, mas também redefinir a própria essência da prática farmacêutica. O que antes parecia distante, hoje é palpável: ferramentas digitais que facilitam a comunicação entre profissionais e pacientes, a telemedicina como um componente central na assistência e aplicativos que permitem o monitoramento contínuo da saúde emocional do paciente.

O futuro vislumbra um aumento significativo na integração dessas tecnologias dentro das práticas diárias dos farmacêuticos. Ao adotar um olhar crítico e aberto à mudança, esses profissionais se verão não apenas como dispensadores de medicamentos, mas como protagonistas em um espaço colaborativo que promova o bem-estar mental. No centro dessa transformação está a farmacogenômica — uma ciência que estuda como a genética influencia a resposta a medicamentos. Imaginar um mundo onde a escolha de um tratamento psiquiátrico é baseada no perfil genético do paciente não é mais um sonho distante, mas uma possibilidade real e iminente. Ao serem capacitados para interpretar esses dados, os farmacêuticos poderão personalizar intervenções de forma unparalleled, melhorando a eficácia dos tratamentos e minimizando os efeitos colaterais.

Contudo, essa nova era exige do farmacêutico uma formação contínua e uma disposição para se adaptar. Os avanços na inteligência artificial, por exemplo, oferecem ferramentas que podem analisar grandes volumes de dados para identificar padrões que um ser humano poderia demorar anos para observar. Isso pode resultar em diagnósticos mais precisos e intervenções mais rápidas, mas impõe uma responsabilidade ética inegável sobre a confidencialidade e o consentimento dos pacientes. Aqui entra a necessidade de um compromisso robusto com a educação e a formação contínua: os profissionais precisam estar preparados para usar essas inovações de maneira que respeitem a individualidade e a privacidade de cada paciente.

Além de melhorar a individualização do tratamento, a tecnologia também tem o potencial de facilitar colaborações interprofissionais como nunca antes. Com as unidades de saúde multidisciplinares se modernizando, a comunicação em tempo real pode promover um espaço onde farmacêuticos, psicólogos e psiquiatras trabalham em sinergia. Imagine um ambiente digital onde todos os envolvidos na jornada de um paciente possam, instantaneamente, compartilhar observações sobre a evolução do tratamento. Essa troca de informações, alimentada por feedbacks imediatos e dados concretos, estabelecerá relacionamentos profissionais mais fortes, respeito mútuo e resultados significativamente melhores para os pacientes.

Neste novo cenário, fica claro que os farmacêuticos devem assumir um papel ativo na reconfiguração do cuidado em saúde mental. Propor estratégias que fomentem a colaboração e o uso efetivo das inovações tecnológicas não é apenas uma responsabilidade — é uma oportunidade de deixar um legado duradouro. A chave para isso será um equilíbrio delicado entre o uso das tecnologias e a manutenção da conexão humana que é tão essencial na prestação de cuidados em saúde mental.

À medida que este capítulo se aproxima do seu fecho, um convite à reflexão se destaca: podemos abraçar essas inovações sem perder a essência da empatia e do entendimento mútuo que fundamenta a prática da saúde mental? O papel do farmacêutico está se transformando, e com isso surge a possibilidade de criar um cuidado mais integral, acessível e humano, onde cada paciente é não apenas um número, mas um ser singular, importante e dignificado em sua jornada de saúde mental. Essa é a visão que deve guiar os farmacêuticos nesta nova era: um futuro onde a tecnologia e humanidade caminham lado a lado em busca de um modelo de saúde mental mais eficaz e acolhedor.

Capítulo 10: Desafios na Atuação do Farmacêutico na Saúde Mental

Neste início de capítulo, é crucial lançar um olhar atento sobre o atual panorama da atuação do farmacêutico na saúde mental, que, apesar de promissor, ainda enfrenta barreiras significativas que limitam sua efetividade e reconhecimento no campo. O desafio central reside na integração plena do farmacêutico na equipe multidisciplinar de saúde, algo que nem sempre ocorre de maneira harmoniosa.

Uma das maiores dificuldades que se apresenta é a falta de formação específica na área de saúde mental, que resulta em uma confiança reduzida na prescrição e acompanhamento de medicamentos psicotrópicos. Muitos profissionais sentem-se despreparados para lidar com as complexidades que o cuidado dessas condições exige, contribuindo para um sentimento de insegurança que pode afetar a relação com os pacientes. Essa falta de capacitação pode alimentar um ciclo vicioso, onde a ausência de conhecimento leva à subutilização do potencial do farmacêutico em saúde mental, prejudicando tanto o atendimento clínico quanto a adesão dos pacientes ao tratamento.

Além disso, ainda persiste a resistência de alguns segmentos da área da saúde em reconhecer o papel do farmacêutico como parte integrante da equipe multidisciplinar. Em muitos contextos, o farmacêutico é visto apenas como um dispensador de medicamentos, quando, na verdade, sua atuação vai muito além disso. Essa limitação não só prejudica o desenvolvimento de uma prática colaborativa, como também perpetua percepções errôneas sobre as competências que o farmacêutico traz para o cuidado em saúde mental.

É importante ressaltar que, em meio a essa realidade, surgem também vozes que clamam por uma revisão desse paradigma, evidenciando que o acesso à saúde mental pode ser ampliado se os farmacêuticos forem devidamente valorizados e integrados nas equipes de atenção ao paciente. Com uma formação adequada, eles são capazes de contribuir significativamente para a avaliação dos tratamentos psicofarmacológicos, oferecendo exposições e insights valiosos que podem potencializar a eficácia terapêutica.

Outro ponto de reflexão que surge nesse contexto é o estigma associado ao tratamento de transtornos mentais. Muitas vezes, tanto pacientes quanto profissionais da saúde hesitam em abordar questões pertinentes à saúde mental devido à carga negativa que rodeia esses temas. O estigma pode não apenas impactar a maneira como os pacientes se veem e buscam ajuda, mas também refletir na conduta dos profissionais, que podem sentir-se constrangidos perante o que ainda é considerado um tabu social. Esse ambiente repleto de preconceitos merece nosso foco, pois é essencial cultivarmos um espaço onde as discussões sobre saúde mental possam ocorrer de forma aberta e construtiva.

Sendo assim, é imperativo que os farmacêuticos participantes desse cenário tenham a disposição e a coragem de desafiar essas barreiras. Para garantir uma prática clínica que realmente atenda às necessidades dos pacientes é fundamental investir em formação continuada e buscar sempre informações atualizadas que enriqueçam sua prática. Dessa forma, será possível não apenas ampliar o escopo de atuação do farmacêutico na saúde mental, mas também contribuir para a desconstrução dos estigmas e preconceitos que ainda predominam.

Em suma, o caminho não é fácil, mas a luta pela valorização da profissão e pela concretização do papel do farmacêutico na saúde mental é uma jornada que precisa ser travada com coragem e determinação. À medida que adentramos nos próximos segmentos deste capítulo, exploraremos mais profundamente as estratégias para superar essas barreiras, traçando um caminho esperançoso para o futuro da atuação farmacêutica na delicada área da saúde mental.

O estigma associado à saúde mental é uma barreira invisível, mas poderosa, que permeia não apenas a sociedade, mas também o ambiente profissional dos farmacêuticos. Este fenômeno, profundamente enraizado em preconceitos culturais e sociais, pode resultar em consequências desastrosas para aqueles que buscam ajuda. É crucial entender como essa percepção negativa afeta a adesão ao tratamento, já que muitos pacientes têm medo de serem rotulados ou julgados. A hesitação em buscar cuidados adequados, portanto, está diretamente relacionada à forma como a saúde mental é discutida — ou, muitas vezes, silenciada.

Imagine a história de Ana, uma farmacêutica dedicada e apaixonada pelo cuidado dos seus pacientes, que constantemente nota como seus clientes se retraem ao mencionar dificuldades emocionais ou psicológicas. Ela percebe que a abordagem dos profissionais da saúde em relação a temas sensíveis varia consideravelmente. Por um lado, existem aqueles que rapidamente descartam as preocupações dos pacientes; por outro, Ana se esforça para criar um espaço seguro onde a vulnerabilidade pode ser compartilhada sem medo de julgamento. Contudo, mesmo seus esforços são desafiados pelo estigma que rodeia a saúde mental.

Esse estigma não apenas afeta os pacientes, mas também influencia a prática clínica dos farmacêuticos. Muitos profissionais sentem-se inseguros ao abordar a saúde mental, receosos de serem mal interpretados ou, pior, de que suas opiniões sejam vistas como fracas ou emocionais. Essa incerteza se traduz em uma hesitação em envolver-se mais plenamente no cuidado de pacientes que sofrem de transtornos mentais, o que, consequentemente, limita o potencial de tratamentos eficazes e de apoio.

Entre os farmacêuticos, a necessidade de treinamento específico tornou-se uma demanda latente. Ana, que busca sempre aprender mais, inscreveu-se em cursos de especialização, mas frequentemente se depara com um currículo que ainda não abraça totalmente a complexidade da saúde mental. A falta de formação nos ciclos acadêmicos resulta em profissionais que, embora altamente qualificados em farmacologia, carecem de uma análise crítica e sensível das diversidade de experiências emocionais que os pacientes trazem. Essa lacuna deixa de lado a nuance necessária para entender as dificuldades individuais e contribui para a perpetuação do ciclo de estigmatização no atendimento clínico.

Relatos como o de Ana apontam para a urgência em repensar abordagens de ensino. É imperativo que os programas de formação farmacêutica não apenas inclua conteúdos técnicos, mas também integrem discussões sobre o estigma e suas ramificações em saúde mental. Ao trazer à tona essa realidade em sala de aula, formando profissionais mais empáticos e experientes na aceitação das diversidades emocionais, abre-se um caminho que visa desconstruir o preconceito dentro e fora das farmácias.

Além de práticas educativas, outro aspecto transformador é a promoção de um ambiente que favoreça a normalização da discussão sobre saúde mental. Iniciativas que incentivem a troca de experiências, como grupos de suporte para farmacêuticos que lidam com situações desafiadoras em suas práticas, podem tornar-se uma luz no fim do túnel. Ana me contou sobre uma rede de apoio estabelecida em sua cidade, onde profissionais se reúnem para compartilhar histórias, se orientar em situações delicadas e, sobretudo, reforçar dão importância do cuidado humano em saúde mental.

Ao desmantelar os mitos que cercam os transtornos mentais e ao empoderar farmacêuticos com conhecimento, não apenas melhora-se a autoeficácia na desempenhar suas funções, mas também se transforma a forma como a saúde mental é percebida pela sociedade em geral. O desafio de confrontar o estigma é uma responsabilidade compartilhada, que requer coragem, resiliência e um compromisso genuíno de todos nós que fazemos parte deste campo.

Ao seguir com este capítulo, vamos aprofundar mais nas histórias de farmacêuticos que enfrentaram estigmas e preconceitos em suas rotinas, explorando como eles encontraram maneiras de superá-los e se tornarem defensores do cuidado em saúde mental. É hora de restaurar a esperança e a dignidade para aqueles que buscam ajuda, construindo um futuro onde a saúde mental seja tratada com a seriedade que merece, livre de estigmas e preconceitos.

O caminho para superar os desafios que afligem a atuação do farmacêutico na saúde mental é repleto de possibilidades e iniciativas transformadoras. Uma das principais estratégias reside na educação continuada, que deve ser o cerne da formação de profissionais capacitados para lidar não apenas com questões farmacológicas, mas também com as complexidades emocionais que os pacientes enfrentam. Investir em cursos de especialização focados na saúde mental é crucial para aumentar a confiança dos farmacêuticos na prescrição e acompanhamento de medicamentos psicotrópicos. Essas formações, ao aliarem teoria à prática, preparam os profissionais para enfrentar as diversas nuances do cuidado em saúde mental.

Além disso, é imprescindível que as universidades integrem conteúdos sobre saúde mental em seus currículos de graduação. Essa mudança proporcionaria aos futuros farmacêuticos uma base sólida para entender as dinâmicas psicológicas que influenciam na adesão ao tratamento. Ensiná-los a escutar com empatia e abordar questões emocionais com sensibilidade pode alterar a forma como os farmacêuticos se relacionam com seus pacientes, mudando a percepção da profissão no setor saúde.

Outra estratégia valiosa é a criação de redes de apoio e espaços de troca de experiências entre farmacêuticos e outros profissionais da saúde. Esses ambientes colaborativos fomentam a comunicação e a troca de saberes, permitindo que os farmacêuticos ampliem suas habilidades e se tornem defensores de um atendimento mais integrado e humano. Imagina a cena em que em um auditório cheio, profissionais de saúde se reúnem para discutir casos reais, compartilhando desafios e soluções, promovendo um aprendizado mútuo que ressoa na prática cotidiana.

Iniciativas de grupos de suporte são essenciais, pois auxiliam no enfrentamento das dificuldades inerentes ao trabalho em saúde mental. Ao permitir que os farmacêuticos compartilhem suas vivências e aprendam uns com os outros, esses grupos promovem um senso de comunidade, essencial para combater a sensação de isolamento que muitos experimentam ao lidar com questões tão delicadas. Ao expormos esses desafios em um espaço seguro, geramos uma cultura de acolhimento e compreensão que reverbera em toda a equipe de saúde.

A atuação de associações profissionais também é fundamental nesse processo. Elas podem liderar campanhas que promovam a conscientização sobre o papel do farmacêutico dentro da equipe multidisciplinar e o impacto positivo que isso pode ter na saúde mental dos pacientes. Ao estabelecer diretrizes e disponibilizar materiais que apoiem a educação continuada, essas associações contribuem para a formação de um perfil profissional mais robusto e preparado para a realidade contemporânea.

Quando os farmacêuticos se veem investidos em conhecimento e apoiados pela comunidade, podem desafiar as percepções errôneas que cercam sua prática. Ao atuar de forma proativa, dizem em alto e bom som que estamos aqui para auxiliar, acolher e trabalhar junto aos colegas da saúde nas complexas demandas da saúde mental. É neste cenário que a figura do farmacêutico se torna um pilar importante, não só na dispensação de medicamentos, mas como um parceiro ativo e comprometido com a saúde e o bem-estar dos pacientes.

É hora de encarar a pouca formação e o estigma como retratos do passado e abraçar um futuro que reconhece a necessidade de um cuidado integral e adequado em saúde mental. Ao fomentar a educação, o networking e a colaboração, os farmacêuticos podem transformar as barreiras enfrentadas em pontes que levam a um atendimento humanizado e eficaz. Na próxima parte deste capítulo, olharemos para um futuro promissor, vislumbrando intervenções e políticas que elevem ainda mais a importância do farmacêutico na saúde mental.

O Caminho a Seguir e Propostas para o Futuro

À medida que olhamos para o futuro da atuação do farmacêutico na saúde mental, é imperativo que vislumbremos um cenário onde essa profissão não apenas é reconhecida, mas valorizada como parte fundamental do tratamento e do cuidado com os pacientes. O primeiro passo nessa direção é a advocacy ativa para o fortalecimento do papel do farmacêutico nas equipes de saúde. Este é um momento crucial para que os profissionais se posicionem como especialistas em farmacologia, capazes de influenciar positivamente a saúde mental dos pacientes, garantindo propostas de intervenção que sejam tanto eficazes quanto acessíveis.

Uma das propostas centrais é a criação de políticas públicas que reconheçam a atuação do farmacêutico em saúde mental. Tais políticas devem regulamentar a formação específica e a participação dos farmacêuticos em equipes multidisciplinares, assegurando que suas competências sejam plenamente empregadas. Para isso, é essencial que os educadores, formando as novas gerações de farmacêuticos, integrem a saúde mental como uma parte essencial do currículo, proporcionando uma base sólida e abrangente desde o início da formação acadêmica.

Outro ponto crucial para a mudança é o incentivo a programas de treinamento e capacitação contínua, que proporcionem aos farmacêuticos habilidades práticas e teóricas em saúde mental. Um exemplo efetivo pode ser a criação de parcerias com instituições de saúde para oferecer estágios supervisionados em unidades de saúde mental. Esses estágios não só confeririam experiência prática às novas gerações, mas também ajudariam a moldar uma percepção positiva sobre o papel do farmacêutico entre os outros profissionais da saúde.

Iniciativas inovadoras também devem ser exploradas. A utilização de campanhas de conscientização para a sociedade sobre o papel do farmacêutico na saúde mental pode ajudar a desestigmatizar questões relacionadas ao tratamento de transtornos mentais. Ao abordarmos o público em geral, podemos promover uma maior compreensão do que significa solicitar apoio psíquico e como a presença do farmacêutico é um diferencial na busca pelo tratamento e pela recuperação, tendo em vista a importância do cuidado contínuo e humanizado.

Além disso, a implementação de grupos de apoio entre farmacêuticos será um recurso valioso para a troca de experiências e o desenvolvimento de habilidades interpessoais. Essas coletividades podem atuar como uma rede de suporte que não apenas fortalece a formação técnica e emocional dos profissionais, mas também fomenta um ambiente mais acolhedor e colaborativo, onde cada um se sente seguro para discutir suas inseguranças e aprendizados. Esse divertimento realça a ideia de que precisamos uns dos outros para superar os desafios que cercam a atuação farmacêutica em saúde mental.

Por fim, é necessário que rememoremos o foco na avaliação da eficácia de intervenções farmacológicas em saúde mental. Estudos contínuos e a troca de informações com outras disciplinas são essenciais para a implementação de práticas baseadas em evidências. Propostas envolvendo a pesquisa em saúde mental devem também incluir os farmacêuticos como co-autores e participantes, fortalecendo assim a sua posição por meio de descobertas e dados relevantes que sustentem sua atuação.

O caminho pela frente é desafiador, mas a possibilidade de transformar o papel do farmacêutico na saúde mental é tangível e alcançável. Ao unirmos esforços, investindo em educação, advocacy e promoção de um ambiente colaborativo, podemos pavimentar uma estrada que levará à valorização da profissão, tornando o farmacêutico um aliado indispensável na jornada de cuidado em saúde mental. Este é um convite à reflexão e à ação. Que todos os farmacêuticos se ergam como defensores da saúde mental, com coragem, determinação e a esperança de um futuro mais justo e inclusivo no cuidado com o ser humano.

Capítulo 11: Estudos de Caso

Estudo de Caso 1 - O Desafio da Adesão ao Tratamento

No coração de nossa análise sobre a atuação do farmacêutico em saúde mental, apresentamos a história de João, um paciente fictício, mas que representa muitos que enfrentam desafios semelhantes. João, um homem de 35 anos, trabalhava como analista de sistemas em uma grande empresa e, nos últimos meses, começou a viver angústias profundas; as suas noites eram marcadas pelo sono agitado e um constante sentimento de apreensão. Após algumas consultas, ele foi diagnosticado com transtorno de ansiedade generalizada. Com um histórico familiar de problemas de saúde mental, João estava ciente das dificuldades que a condição poderia trazer não apenas para ele, mas também para aqueles ao seu redor.

Um dos maiores desafios enfrentados por João à medida que iniciava seu tratamento foi a adesão rigorosa aos medicamentos prescritos. Ele se sentia cercado por um estigma invisível, que rapidamente se transformou em uma barreira concreta: o medo de ser rotulado por colegas e amigos. As informações escassas que recebia sobre seus medicamentos e suas potenciais consequências levam-no a hesitar em seguir com o plano terapêutico. A falta de conexão entre o que ouvia dos médicos e o entendimento profundo que tinha sobre sua condição contribuía para aumentar sua ansiedade.

Diante deste cenário complexo e desafiador, a intervenção do farmacêutico mostrou-se essencial. Ana, uma farmacêutica que atuava na farmácia comunitária onde João frequentemente buscava seus medicamentos, notou sua hesitação e preocupado, decidiu agir. Através de uma conversa que se desenrolou naturalmente durante uma de suas idas à farmácia, Ana se dispôs a ouvir João.

Naquele momento, ela utilizou todo seu conhecimento para aconselhá-lo, explicando detalhadamente como os medicamentos funcionavam. Ela lhe ofereceu material informativo que desmistificava o uso dos antidepressivos e ansiolíticos, trazendo à luz dados e possibilidades de convivência harmônica com a terapia. A ênfase no acompanhamento que ela poderia oferecer, com visitas regulares e checagens frequentes sobre o progresso, trouxe um semblante de alívio ao rosto de João.

Com a dedicação de Ana, a adesão de João ao tratamento começou a florescer. O relacionamento próximo que a farmacêutica estabeleceu com ele foi fundamental nesse processo. Nos meses seguintes, não apenas as suas idas à farmácia tornaram-se mais frequentes, mas também mais frutíferas. Com o suporte da farmacêutica, João se sentiu mais empoderado. Ele passou a relatar frequentemente suas inquietações, dúvidas e progresso, o que permitiu que Ana realizasse ajustes necessários na terapia juntamente com os médicos responsáveis pelo caso.

Os resultados dessa intervenção não tardaram a aparecer. Em um espaço de alguns meses, João revelou grandes avanços. A adesão ao tratamento aumentou à medida que ele aprendeu a lidar com seus medos, e suas sessões foram preenchidas com insights sobre como a terapia estava moldando seu dia a dia. Para sua surpresa, ele percebeu uma melhoria na qualidade de vida e um sossego que não sentia há tempos. A transformação que Ana propiciou na vida de João exemplifica o que a presença do farmacêutico pode fazer em um cenário onde o estigma se interpõe entre o paciente e o tratamento.

A experiência de João destaca a importância da educação e do acolhimento no cuidado em saúde mental. Cada ação empreendida por Ana funcionou como uma semente que floresceu, não só melhorando a adesão ao tratamento, mas também promovendo um espaço seguro onde os desafios da saúde mental puderam ser discutidos abertamente. O papel do farmacêutico neste dia a dia demonstra como provocações empáticas e informações adequadas podem gerar um impacto significativo na vida dos pacientes e contribuir para a desconstrução de estigmas que, antes invisíveis, se manifestaram como obstáculos concretos.

Então, ao refletirmos sobre essa jornada, somos levados a concluir que a atuação do farmacêutico não se resume apenas ao fornecimento de medicamentos. No entrelaçar das experiências, emergem as lições sobre como construir relacionamentos significativos e incutir esperança, podendo assim transformar o tratamento em uma experiência mais humanizada e acessível. Sigamos, então, adiante, prontos a explorar novas histórias que reafirmam a relevância do farmacêutico na saúde mental.

Estudo de Caso 2 - O Papel do Farmacêutico em Crises

Neste estudo de caso, conheceremos a história de Carlos, um jovem de 28 anos que, em um momento particularmente desafiador de sua vida, enfrentou uma crise decorrente de um transtorno psicótico. Trabalhador dedicado e cheio de sonhos, a vida de Carlos começou a se desmoronar quando, após uma série de estressores – a perda do emprego e a separação de sua namorada – ele começou a apresentar episódios de alucinações visuais e auditivas. Esses episódios culminaram em um dia intenso, marcado por um surto que o levou a um hospital psiquiátrico.

O atendimento inicial foi estabelecido com uma equipe multidisciplinar. A situação de Carlos prenunciava a necessidade urgente de uma intervenção eficaz. A equipe, composta por psiquiatras, psicólogos e enfermeiros, uniu esforços, mas logo a complexidade da situação exigiu também a presença do farmacêutico. Foi então que Clara, uma farmacêutica envolvida no tratamento, viu-se diante de um papel crucial.

Clara entrou em cena durante uma reunião de equipe, onde a situação de Carlos foi amplamente discutida. Com seu conhecimento profundo sobre os medicamentos antipsicóticos, Clara ofereceu já o suporte que se mostrava imprescindível. O acesso rápido à informação e a colaboração proativa que ela manteve com os psiquiatras permitiu decisões ágeis em relação ao tratamento farmacológico, equilibrando eficácia e segurança.

Durante a crise, Clara percebeu que o estabelecimento de uma comunicação clara e direta com Carlos poderia ser um divisor de águas. Ela não só o deixou confortável para fazer perguntas e expressar suas preocupações, mas também se esforçou para explicar a natureza dos medicamentos que ele estaria recebendo e como eles poderiam ajudá-lo a se sentir mais estável. Essa comunicação não era apenas sobre a mecânica dos medicamentos, mas sobre criar um vínculo que promova a confiança.

Enquanto Carlos permanecia hospitalizado, Clara continuou a atuar como um elo essencial entre a equipe de saúde e o paciente. Ela organizou encontros regulares com os profissionais, onde discutiam as necessidades de Carlos à medida que ele mostrava progressos. Durante essas reuniões, sua contribuição se tornou ainda mais evidente. Clara foi capaz de identificar interações medicamentosas, ajustar doses e propor alternativas que poderiam otimizar a resposta ao tratamento, tornando-se uma aliada valiosa no processo de recuperação.

Com o passar das semanas, Carlos começou a mostrar sinais de melhores condições. A equipe, em colaboração com Clara, ajustou o plano de manejo de forma a abordar não apenas as crises, mas também as necessidades psicossociais do paciente. Clara propôs a inclusão de um acompanhamento farmacoterapêutico contínuo mesmo após sua alta, assegurando que Carlos teria acesso a informações relevantes sobre como gerenciar seu tratamento e o bem-estar de forma geral.

A alta chegou e, para a alegria de todos, Carlos saiu do hospício mais fortalecido e consciente de si. Ele expressou gratidão à equipe, mas com um destaque especial para o papel da farmacêutica. A prática de Clara de se aproximar, escutar e educar elevou a confiança de Carlos em seu tratamento. Por meio dessa intervenção, ele não apenas se sentiu apoiado, mas também empoderado para continuar sua jornada de recuperação, ciente de que agora possuía as ferramentas necessárias para gerenciar sua condição.

Este estudo de caso evidencia como a atuação do farmacêutico vai além da implementação de protocolos; é uma interseção vital que conecta conhecimento técnico à humanização do cuidado. Ao operar em um espaço de respeito e empatia, Clara demonstrou que o farmacêutico pode ser um ator central em crises, ampliando a percepção de sua contribuição nas tomadas de decisões clínicas.

Nos próximos segmentos deste capítulo, daremos seguimento a outros casos que ilustrarão como, diante de diversas dinâmicas emocionais e psiquiátricas, o farmacêutico se torna um pilar fundamental para a saúde mental, explorando cada experiência aa luz das complexidades que cercam a prática clínica no dia a dia.

Estudo de Caso 3 - Acompanhamento de Um Ciclo Terapêutico

No transcurso da atuação do farmacêutico em saúde mental, encontramos a história de Luísa, uma mulher de 45 anos que havia enfrentado episódios recorrentes de depressão ao longo de sua vida. Após um momento especialmente difícil, no qual se viu perdida, sem emprego e com relações desgastadas, Luísa buscou tratamento. Ao iniciar uma longa jornada com antidepressivos, tornou-se evidente que o acompanhamento contínuo seria vital para sua recuperação.

Desde o início da terapia, Luísa estabeleceu um relacionamento com Rafael, seu farmacêutico da farmácia comunitária que sempre recebeu suas receitas. Ele percebeu, ao longo das visitas regulares, que Luísa apresentava flutuações em seu humor e frequentemente relatava efeitos colaterais dos medicamentos. Ela se sentia presa entre a esperança de melhora e as frustrações ocasionadas pelas reações inesperadas do corpo.

Rafael, atento aos detalhes, entendeu que o papel dele ia além da mera dispensação de medicamentos. O acompanhamento de Luísa tornou-se uma missão pessoal. Sempre que ela entrava na farmácia, Rafael a cumprimentava com um sorriso caloroso e a convidava para sentar-se para uma conversa rápida. Durante essas interações, ele não apenas escutava, mas também fazia perguntas sobre como ela se sentia em relação ao tratamento, sobre sua rotina e sobre suas expectativas. Essa abordagem acolhedora permitiu que Luísa se sentisse mais segura e confortável ao expressar suas preocupações.

O acompanhamento de Rafael implicava em ajustes estratégicos nos medicamentos. Quando Luísa começou a relatar fadiga excessiva e dificuldade de concentração, Rafael, em conjunto com o psiquiatra responsável pelo caso, propôs um ajuste na dosagem. Essa comunicação ativa e o comprometimento de Rafael em facilitar a troca de informações possibilitaram uma flexibilização no tratamento, que foi essencial para a recuperação dela.

Entretanto, o caminho não foi isento de desafios. Luísa passou por momentos de crise, em que sentiu que os medicamentos não estavam surtindo efeito e a esperança parecia se esvair. Foi nesse contexto que Rafael a encorajou a retornar ao psiquiatra para uma reavaliação completa. Ele a convenceu de que a luta contra a depressão muitas vezes não é linear e que ajustes são normais. Durante essas dificuldades, sua presença tornou-se um ponto de apoio inestimável.

Com o tempo e paciência, Luísa começou a ver sinais de melhora. Sua jornada de recuperação foi repleta de pequenos triunfos, e a relação que ela construiu com Rafael esteve no centro dessa transformação. Ela aprendeu a confiar no processo e no suporte que recebia. Além de ajustar medicamentos, Rafael apresentou materiais educativos sobre estratégias de enfrentamento e autocuidado, desde exercícios de respiração até dicas de mindfulness. Esse conhecimento foi um divisor de águas, pois empoderou Luísa, tornando-a uma participante ativa em seu tratamento.

O encerramento do ciclo terapêutico ocorreu de forma positiva. Luísa sentia-se mais forte, mais confiante e, principalmente, grata pela consistente parceria que construíra com Rafael ao longo do processo. Ele não só foi uma fonte de informações valiosas, mas também um ouvinte atencioso que a ajudou a navegar pelas incertezas de sua jornada em saúde mental. Essa dinâmica entre farmacêutico e paciente ilustra como o cuidado pode ser tanto técnico quanto humano, ressaltando a relevância do acompanhamento contínuo.

Com a rica experiência de Luísa, somos lembrados de que a recuperação em saúde mental é um caminho que se traça com paciência e apoio mútuos. O papel do farmacêutico nesse contexto é essencial, funcionando como um elo que liga o conhecimento técnico às necessidades emocionais dos pacientes. As lições aprendidas com essa experiência servem como guia para futuros atendimentos, ressaltando a importância de uma abordagem humana e acolhedora. Ao final desse caso, sentimo-nos inspirados a explorar novas narrativas que reafirmam a necessidade do farmacêutico como um ingrediente vital na jornada de saúde mental, onde cada interação é uma oportunidade para construir significado e esperança.

Estudo de Caso 4 - Experiências de Grupos de Apoio

Neste estudo de caso, adentraremos o ambiente acolhedor de um grupo de suporte facilitado por farmacêuticos, especificamente voltado para pacientes que lidam com diferentes transtornos mentais. O cenário é uma farmácia comunitária em uma cidade de médio porte, onde os farmacêuticos Lucas e Mariana perceberam que muitos de seus pacientes sentiam-se isolados e desamparados em suas jornadas de recuperação. Animados pela vontade de fazer a diferença, eles decidiram criar um espaço onde os pacientes pudessem compartilhar suas experiências e encontrar apoio mútuo.

A proposta inicial do grupo era simples: encontros semanais com horários flexíveis para que todos pudessem participar. Lucas e Mariana queriam garantir um ambiente seguro que promovesse confiança, respeito e acolhimento. Logo, os dois farmacêuticos começaram a convidar seus pacientes mais próximos, apresentando a ideia não apenas como uma oportunidade de ouvir, mas como uma oportunidade para construir uma rede de apoio que poderia ser vital em seus tratamentos.

A primeira reunião decorreu com um pouco de nervosismo, mas logo se transformou em um espaço vibrante de diálogos e trocas significativas. Os participantes iam desde jovens enfrentando a ansiedade até adultos que lidavam com a depressão crônica. O que os unia era a vontade de serem ouvidos e compreendidos. Um dos primeiros relatos foi de Clara, uma mulher de 32 anos, que, ao abrir seu coração, revelou como a solidão a havia feito se sentir presa em um ciclo de dificuldades emocionais. Suas palavras tocaram a todos, gerando um ambiente de empatia.

As estratégias utilizadas por Lucas e Mariana para manter o grupo eficiente incluíam dinâmicas de grupo que estimulavam a interação, discussões guiadas sobre temas relevantes como manejo de sintomas e impactos da medicação, além de momentos em que os participantes eram incentivados a compartilhar suas vitórias, por menores que fossem. Criar um ambiente onde todos se sentissem igualmente valorizados foi a chave para o sucesso do grupo. As reuniões se tornaram não apenas um local de apoio, mas um espaço de aprendizado mútuo que inspirava e abastecia a esperança.

A repercussão desse grupo na comunidade começou a ganhar forma de maneira palpável. Pessoas que antes se sentiam isoladas, agora se encontravam unidas em um sentimento de acolhimento. As trocas, as experiências e os conselhos foram se multiplicando, não apenas entre os participantes, mas também por meio de relatos positivos sobre como os conflitos e desafios cotidianos estavam sendo enfrentados com mais resiliência. Os feedbacks recebidos apontaram que muitos se sentiam mais dispostos a procurar ajuda e a manter a adesão ao tratamento, enquanto outros relataram melhorias em suas relações sociais.

Os farmacêuticos perceberam que um dos maiores resultados foi a diminuição do estigma relacionado ao tratamento de saúde mental. O grupo atuou como um catalisador, desmistificando medos e receios que, até então, silenciavam os pacientes. Os participantes começaram a falar abertamente sobre suas experiências, criando uma conscientização que beneficiava não apenas quem estava no grupo, mas toda a comunidade. Por meio do compartilhamento de histórias e desafios, o grupo rompia barreiras e, juntos, redefiniam como a saúde mental poderia ser discutida.

Como perspectiva final, fica claro que iniciativas como esta podem ser replicadas em diversas comunidades, oferecendo um modelo que une profissionais da saúde e pacientes em um laço de suporte e aprendizado mútuo. O caso de Lucas e Mariana é um exemplo contundente de que, quando os farmacêuticos se envolvem profundamente no cuidado ao paciente, isso pode gerar um impacto significativo na vida das pessoas – modificando percepções e tornando a saúde mental um tema mais acessível e menos temido. Segue-se, portanto, um convite a todos os profissionais de saúde para que reflitam sobre como podem contribuir efetivamente para a criação de redes de apoio em suas próprias realidades, estimulando um ambiente onde cada voz seja ouvida e cada história respeitada.

Capítulo 12: Encerramento

Ao chegarmos ao término desta jornada literária, é imperativo refletirmos sobre os pilares fundamentais que foram discutidos ao longo do livro. A saúde mental, mais do que uma preocupação isolada, emerge como um tema central em nosso cotidiano, uma realidade que deve ser acolhida e compreendida. A atuação do farmacêutico, ressaltada em cada capítulo, assume um papel cada vez mais significativo nesse panorama.

Desde a introdução, abordamos a importância desse profissional na saúde mental, destacando não apenas seus conhecimentos técnicos, mas também sua habilidade em estabelecer conexões empáticas com os pacientes. Essa conexão é vital, pois a adesão ao tratamento muitas vezes depende da confiança que o paciente deposita em seu farmacêutico. Através dos estudos de caso, como as histórias de João, Carlos e Luísa, ficou evidente que a empatia pode ser uma ferramenta poderosa na superação de obstáculos que permeiam as jornadas de saúde mental.

Exploramos, por exemplo, os desafios que pacientes como João enfrentaram na adesão ao tratamento devido ao estigma e à falta de informação. A abordagem acolhedora e educativa de farmacêuticos como Ana e Rafael mostra que é possível promover um ambiente onde o paciente não se sinta só, mas apoiado e compreendido. Cada história retratada aqui não serve apenas como um relato de experiência, mas como um testemunho do impacto que a atuação do farmacêutico pode ter na vida de um indivíduo.

Ademais, discutimos as barreiras que o profissional de saúde pode encontrar, incluindo a falta de formação específica em saúde mental e preconceitos que cercam essa área de atuação. Contudo, enfrentamos esses desafios de frente, propondo soluções e caminhos para a mudança. A interprofissionalidade e a comunicação efetiva entre diferentes áreas da saúde são chaves para transformar a experiência de cuidado em saúde mental, e a jornada do farmacêutico nesse contexto é fundamental.

As histórias de grupos de apoio, como a iniciativa de Lucas e Mariana e os encontros transformadores que promoveram, reafirmam a relevância do envolvimento ativo dos farmacêuticos em ações que vão além do balcão da farmácia; ações que fomentam a formação de comunidades de apoio.

Concluímos que o farmacêutico não é apenas um dispensador de medicamentos, mas um agente transformador que pode ajudar a moldar a percepção da sociedade sobre a saúde mental. Assim, ao olharmos para o futuro, somos chamados a reforçar a importância da educação contínua e da especialização nessa área. É através de um profissional capacitado e sensível que poderemos auxiliar a construir uma sociedade mais compreensiva e acolhedora.

Encerramos este livro não como um fim, mas como um convite à reflexão. Que cada farmacêutico leve consigo as lições aprendidas e que cada leitor se sinta motivado a compartilhar e aplicar esse conhecimento. A busca pela excelência na prática, a educação e o cuidado contínuo são os passos que precisamos trilhar juntos, pois a saúde mental não deve ser um tabu, mas um tema aberto ao diálogo e à empatia. Que possamos todos fazer a diferença, um paciente e uma história de cada vez.

O Futuro da Farmacoterapia em Saúde Mental

Ao voltarmos nossos olhares para o horizonte da farmacoterapia em saúde mental, somos confrontados com um panorama de desafios e oportunidades que o cenário atual nos oferece. O ritmo acelerado das mudanças, impulsionadas pelo avanço tecnológico e pelas transformações sociais, exige que os farmacêuticos permaneçam em constante adaptação. À medida que a necessidade de cuidados mais acessíveis e personalizados se intensifica, o papel desses profissionais se torna ainda mais crítico.

Um dos aspectos mais promissores vai além da mera evolução dos tratamentos: a ascensão da telemedicina e das tecnologias digitais representa uma verdadeira revolução na forma como os cuidados em saúde mental são oferecidos. Essas ferramentas estão moldando novos métodos de interação entre profissionais e pacientes, potencializando o alcance e a eficácia do cuidado. Imagine, por exemplo, um paciente que, diante de sua rotina corrida e seus desafios emocionais, agora pode se conectar a um farmacêutico por meio de uma plataforma digital, obtendo apoio e orientações sem sair de casa. Essa inovação não apenas facilita o acesso à informação, mas também reduz barreiras que, anteriormente, poderiam ser impeditivas.

Além disso, a formação contínua dos farmacêuticos em saúde mental é um catalisador essencial para a transição para esses novos tempos. Cursos de atualização, especializações e workshops que abordem tanto as questões técnicas quanto as emocionais são fundamentais para preparar os profissionais para situações cada vez mais complexas. O conhecimento apurado sobre psicofarmacologia, aliado a habilidades interpessoais e de escuta ativa, proporcionará uma base sólida para que eles possam atuar com propriedade nas diversas esferas do cuidado em saúde mental. Somente assim, poderão enfrentar com confiança as demandas contemporâneas e construir relacionamentos de confiança com seus pacientes.

Ademais, a importância de engajamento em práticas colaborativas se destaca como um outro pilar para o desenvolvimento da atuação farmacêutica em saúde mental. A operacionalização de uma abordagem interprofissional, onde farmacêuticos, médicos, psicólogos e outros profissionais de saúde trabalhem em conjunto, poderá efetivamente melhorar a qualidade do tratamento e promover o bem-estar dos pacientes. Essa sinergia é a chave para um cuidado mais holístico, onde toda a equipe está alinhada e centrada nas necessidades do paciente.

Assim, à medida que emergem novos modelos de atenção e novas tecnologias, o futuro da farmacoterapia em saúde mental apresenta-se como uma lousa em branco, repleta de possibilidades. Os farmacêuticos, armados com conhecimento, empatia e responsabilidade, estão prontos para desenhar novos contornos, oferecendo não apenas medicamentos, mas também apoio emocional, educação e uma presença constante que irá guiar os pacientes em suas jornadas. A transformação começa com cada um de nós. O futuro da saúde mental está nas mãos de quem se atrever a olhar além do convencional e a abraçar o novo, sempre em busca de oferecer um cuidado mais humano e acessível.

O Chamado à Ação para Profissionais e Estudantes

Neste momento crucial, é imperativo que diremos não apenas palavras, mas realizemos um chamado à ação a todos os farmacêuticos e estudantes da área. Em um momento onde a saúde mental tomou um protagonismo nas discussões sociais e científicas, é a nossa responsabilidade, como profissionais de saúde, nos engajarmos ativamente para fazer a diferença na vida de nossos pacientes.

Cada um de nós possui em mãos um potencial transformador. Propomos que cada farmacêutico busque não apenas entender as políticas e as práticas que regem a saúde mental, mas que também busque integrar esses conhecimentos em sua prática diária. Incentivamos a participação em grupos de apoio, onde a troca de experiências não só educa, mas também promove um espaço de acolhimento. Esse é um passo fundamental para desmistificar as experiências de saúde mental e vencer o estigma que ainda assombra tantos indivíduos.

Além disso, é vital que cada profissional busque capacitações contínuas sobre saúde mental. A educação não deve parar na graduação. Participar de cursos, palestras e workshops sobre temas relevantes, como a farmacologia dos medicamentos psicotrópicos ou técnicas de comunicação empática, é essencial. Ao investir em nosso próprio conhecimento, nós nos tornamos agentes multiplicadores, capazes de compartilhar informações e promover um ambiente de compreensão e acolhimento.

Estudantes de farmácia, a jornada de vocês está repleta de oportunidades! Este é o momento de buscar estágios, voluntariar-se em organizações que promovem a saúde mental e conectar-se com profissionais da área. Quanto mais você vivenciar a prática, mais preparado estará para ser um farmacêutico que não apenas dispense medicamentos, mas que realmente se importe com o bem-estar dos pacientes.

Promover iniciativas que visem combater o estigma associado aos transtornos mentais deve ser uma bandeira levantada por cada um de nós. Isso pode se materializar desde a criação de campanhas de conscientização nas farmácias até a atuação em espaços públicos, mostrando que a saúde mental é tão crucial quanto a saúde física. Essa proatividade não só enriquece nossa profissão, mas também transforma a forma como a sociedade vê esses desafios.

Que cada farmacêutico se imagine como um farol de conhecimento e empatia. Possuímos as ferramentas necessárias para educar pacientes, colegas e nossas comunidades sobre a importância da saúde mental. Cada conversa que temos, cada entrega de medicamentos que realizamos, deve ser uma chance de promover a compreensão e encorajar aqueles ao nosso redor. A empatia não é apenas uma prática; é uma nação que devemos cultivar continuamente.

Neste chamado à ação, queremos que todos se lembrem de que, à medida que avançamos, a saúde mental deve estar sempre em primeiro plano. Este é um espaço que ainda precisa de muita atenção e carinho. Ao unirmos esforços e nos comprometermos com esse importante propósito, podemos construir uma rede de apoio sólida e eficiente, que trará mudança não apenas na vida de indivíduos, mas sim em nossa sociedade como um todo.

Que possamos, juntos, trilhar esse caminho de transformação – um paciente de cada vez, uma interação de cada vez. Vamos não só ser farmacêuticos, mas agentes de mudança que impactam a saúde mental de nossas comunidades de maneira significativa e duradoura. O desafio está diante de nós, e a hora de agir é agora!

Agradecimentos e Reflexões Finais

Ao chegarmos ao desfecho desta obra, é com gratidão que nos voltamos àqueles que, direta ou indiretamente, colaboraram para a realização deste livro. Primeiro, agradecemos aos profissionais de saúde, farmacêuticos e estudantes que compartilham sua paixão e dedicação à saúde mental. Suas vozes ecoaram através das páginas, trazendo luz e reflexão sobre as nuances da prática farmacêutica nesse campo tão vital.

Reconhecemos também a contribuição dos pacientes e suas famílias, cujas histórias inspiradoras e lutas diárias nos lembram do verdadeiro propósito por trás de nosso trabalho: proporcionar cuidado, acolhimento e uma vida com mais qualidade. A cada relato, aprendemos sobre a resiliência humana e a importância de ouvir e compreender as experiências alheias.

A formação e o crescimento pessoal e profissional contínuos dos farmacêuticos são essenciais em um cenário em constante transformação. A busca pela excelência deve ser um compromisso inabalável, pois cada novo aprendizado expande nossas habilidades, nos torna mais aptos a oferecer um atendimento mais humanizado e assertivo. O conhecimento não apenas enriquece nossa atuação individual, mas também reverbera na vida de cada paciente que atravessa o balcão de uma farmácia.

Por fim, nossa reflexão é um convite a todos que se dedicam à saúde mental. Que possamos levar adiante a mensagem de que, na complexidade das vivências humanas, o papel do farmacêutico vai muito além de uma simples dispensação de medicamentos. Somos, na essência, agentes de transformação, capazes de desenvolver laços de confiança, de conhecer as necessidades de nossos pacientes e de elevar a discussão sobre saúde mental para que seja um tema livre de estigmas.

Concluímos com uma mensagem inspiradora: nunca subestime o poder de uma conversa apagada, de um gesto de empatia ou de uma escuta atenta. Cada pequena ação conta e podemos, juntos, construir um mundo mais acolhedor e compreensivo, onde a saúde mental seja uma prioridade. Que cada farmacêutico se lembre de que, ao se comprometer com a transformação social e profissional, está não apenas fazendo seu trabalho, mas contribuindo para um futuro em que todos tenham acesso ao cuidado e ao respeito que merecem.

Ao longo deste livro, embarcamos juntos em uma jornada fascinante pelo vasto universo da saúde mental e a vital contribuição dos farmacêuticos nesse contexto. Cada capítulo foi meticulosamente pensado para oferecer não apenas informações, mas também uma perspectiva humanizada e acolhedora sobre um tema que toca tantas vidas.

A saúde mental é uma questão que diz respeito a todos nós, e entender o papel do farmacêutico como um agente de mudança e acolhimento é essencial para promover uma sociedade mais saudável e solidária. Espero que cada página tenha ressoado com você, desafiando suas percepções e inspirando novas reflexões sobre a importância do cuidado integral ao paciente.

É um convite à ação e à empatia. Um chamado para que cada profissional da saúde se una em prol de um atendimento mais humano, ético e responsável. Que possamos, juntos, desmistificar os estigmas e construir um ambiente onde falar sobre saúde mental seja tão natural quanto buscar ajuda para qualquer outra condição de saúde.

Agradeço profundamente sua companhia nesta jornada. Que este conhecimento possa ser um farol guiando suas práticas, inspirando um impacto positivo na vida de cada paciente que cruzar seu caminho.

Com gratidão e esperança,

Bruno Rogério Ferreira

Referências Bibliográficas

ANB FARMA. Como o farmacêutico pode atuar na saúde mental? ANB Farma, [s.l.], 2024. Disponível em: https://www.anbfarma.com.br/noticia/como-o-farmaceutico-pode-atuar-na-saude-mental. Acesso em: 6 nov. 2024.

CONSELHO FEDERAL DE FARMÁCIA. Farmacêuticos incentivados a expandir papéis na saúde mental com dois novos recursos da FIP. Brasília: CFF, 8 jul. 2022. Disponível em:

https://site.cff.org.br/noticia/noticias-do-cff/08/07/2022/farmaceuticos-incentivados-a-expandir-papeis-na-saude-mental-com-dois-novos-recursos-da-fip. Acesso em: 6 nov. 2024.

CONSELHO FEDERAL DE FARMÁCIA. Resolução nº 585, de 29 de agosto de 2013. Regulamenta as atribuições clínicas do farmacêutico e dá outras providências. Brasília: CFF, 2013. Disponível em: https://www.cff.org.br/userfiles/file/resolucoes/585.pdf. Acesso em: 6 nov. 2024.

CONSELHO REGIONAL DE FARMÁCIA DE SERGIPE. Entrevista: papel do farmacêutico na saúde mental. 2024. Disponível em: https://crfse.org.br/noticia/757/entrevista-papel-do-farmaceutico-na-saude-mental. Acesso em: 6 nov. 2024.

ENFERMAGEM BRASIL. Quais são os 5 direitos do paciente? 2024. Disponível em: https://enfermagembrasil.com/quais-sao-os-5-direitos-do-paciente/. Acesso em: 6 nov. 2024.

FOCO SAÚDE. Entendendo a saúde mental: conceitos, desafios e caminhos. 2024. Disponível em: https://focosaude.com.br/entendendo-a-saude-mental-conceitos-desafios-e-caminhos/. Acesso em: 6 nov. 2024.

GOLEMBIESKI, Eligia. A atuação do profissional farmacêutico na saúde mental: uma análise comparativa entre países. 2021. Trabalho de Conclusão de Curso (Graduação em Farmácia) - Universidade Federal de Santa Catarina, Florianópolis, 2021. Disponível em: https://repositorio.ufsc.br/handle/123456789/228499. Acesso em: 6 nov. 2024.

LUCCHETTA, Rosa Camila; MASTROIANNI, Patrícia de Carvalho. Intervenções farmacêuticas na atenção à saúde mental: uma revisão. Revista de Ciências Farmacêuticas Básica e Aplicada, v. 33, n. 2, p. 165-169, 2012.

MARQUES, Maria Eduarda Oliveira et al. Atuação do profissional farmacêutico na gestão responsável e eficaz de medicamentos psicotrópicos. Revista Interdisciplinar em Saúde, Cajazeiras, v. 11, p. 401-415, 2024. Disponível em: https://www.interdisciplinaremsaude.com.br/Volu

me_32/Trabalho_28_2024.pdf. Acesso em: 6 nov. 2024.

OLIVEIRA, Nayrton Kalys Cruz de et al. O papel do profissional farmacêutico na promoção da saúde e do uso racional de medicamentos. Revista Científica FAEMA, v. 7, n. 1, p. 131-142, 2016. Disponível em: https://www.academia.edu/56216426/O_papel_do_profissional_farmac%C3%AAutico_na_promo%C3%A7%C3%A3o_da_sa%C3%BAde_e_do_uso_racional_de_medicamentos. Acesso em: 6 nov. 2024.

POPE, Thaddeus Mason. Consentimento informado. In: Manual MSD: versão para profissionais de saúde. Kenilworth: Merck Sharp & Dohme Corp., 2024. Disponível em: https://www.msdmanuals.com/pt/profissional/t%C3%B3picos-especiais/quest%C3%B5es-m%C3%A9dico-legais/consentimento-informado. Acesso em: 6 nov. 2024.

PHARMUS. A importância da ética farmacêutica. 2024. Disponível em: https://pharmus.com.br/a-importancia-da-etica-farmaceutica/. Acesso em: 6 nov. 2024.

SANTOS, Aline Miranda. A atuação do farmacêutico na saúde mental após a reforma psiquiátrica: uma revisão da literatura. 2024. Trabalho de Conclusão de Residência (Especialização em Saúde Mental) - Programa de Residência Multiprofissional em Saúde, Universidade Federal de Uberlândia, Uberlândia, 2024.

SILVA, Rachel Bedatt. Atuação farmacêutica na saúde mental. Diário Farma, 2024. Disponível em: https://www.diariofarma.com.br/atuacao-farmaceutica-na-saude-mental/. Acesso em: 6 nov. 2024.

SILVA, João Carlos. Gestão de medicamentos psicotrópicos: responsabilidade e eficácia na atuação farmacêutica. 2. ed. São Paulo: Editora Saúde, 2023.

www.ingramcontent.com/pod-product-compliance
Lightning Source LLC
Chambersburg PA
CBHW071024240526
45469CB00006BD/2073